AGENDA
MÉDICA

Muito além do trivial

Márcia Campiolo

1ª edição - Rio de Janeiro - 2012

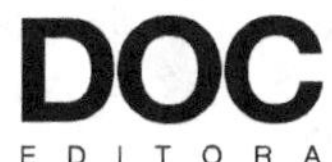

São Paulo
Av. Santa Catarina, 1.521 - Sala 308 - Vila Mascote - SP - (11) 2539-8878

Rio de Janeiro
Estrada do Bananal 56 - Jacarepaguá - Rio de Janeiro - RJ - (21) 2425-8878

www.universodoc.com.br
atendimento@doccontent.com.br

Coordenador editorial
Bruno Garcia

Revisão
Bruno Aires

Capa e diagramação
Danielle V. Cardoso

Campiolo, Márcia

Agenda médica: muito além do trivial / Márcia Campiolo – Rio de Janeiro: Editora DOC, 2012.
1ª edição - 92p.

ISBN 978-85-62608-52-0

1. Agenda médica: muito além do trivial. I. Márcia Campiolo.

CDD-658.401.2

❦ Dedicatória ❦

Cada dia de minha vida é devotado a amar e a tornar sempre feliz a vida de meus queridos filhos, Fernando e Daniel, assim como de meu amado marido e melhor amigo, Francisco Eugênio, companheiro de todas as horas, de todas as situações, em qualquer circunstância.

Se tenho inspiração para escrever, é porque eles estão do meu lado, me amando e me fazendo feliz cada instante da minha vida.

Agradeço a Deus por esta bênção.

Agradecimento especial

Às funcionárias do Centro de Olhos Londrina, que, com seu profissionalismo e dedicação, acreditam na ideia de que a cada dia é possível fazer melhor, que aprender com os erros é uma forma de crescimento muito rica e que as mudanças não são um fardo, mas uma forma de ampliar a visão de mundo.

Sumário

Mensagem da autora

De que adianta uma clínica ter boa estrutura física, equipamentos, funcionários e investimento em conhecimento se a agenda não tem demanda adequada a toda esta engrenagem? Durante muito tempo, fui uma observadora atenta dessa fascinante e poderosa ferramenta do trabalho médico e, agora, procurei neste livro, sintetizar e compartilhar as minhas crenças e meus conhecimentos sobre esse assunto.

Quero enfatizar, ainda, que as informações descritas neste livro não têm a pretensão de serem verdades absolutas ou um único caminho a trilhar, mas apenas minhas posições pessoais sobre o assunto, uma vez que essa não é uma ciência exata. Em uma agenda, a soma "dois mais dois" pode não resultar em quatro.

Um cliente pode significar muitos outros a mais ou a menos: tudo depende da forma como é conduzido o complexo ciclo de atendimento que faz parte de cada área médica. Espero que as informações aqui reunidas possam auxiliar consultórios e clínicas médicas do país a se organizarem cada vez mais, a realizarem uma reflexão produtiva sobre o assunto e a perceberem que o gerenciamento da agenda médica deve ser um procedimento estrategicamente organizado e altamente profissional.

Márcia Campiolo

✧ O resultado prático e visível ✧

" A orientação de Márcia Campiolo sobre como otimizar minha agenda do consultório melhorou consideravelmente minha qualidade de vida, possibilitando, também, uma atenção melhor aos nossos pacientes. Com um direcionamento especial voltado para o agendamento, conseguimos ter um aumento na produtividade e um tempo disponível maior para a minha vida pessoal e para as atividades administrativas da minha clínica. Pena que demorei 24 anos para conhecer isso".

Dr. Mário Ursulino
Médico oftalmologista
Diretor do Hospital de Olhos do Sergipe

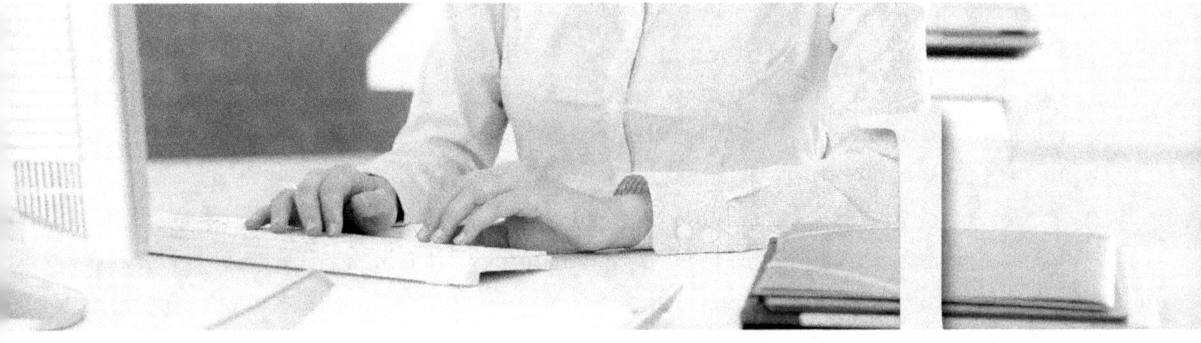

❧ Muito além do trivial ☙

"Se você não sabe para onde quer ir, qualquer caminho lhe servirá".
Henry Kissinger, diplomata e ex-secretário de estado norte-americano

Trivial pode ser definido como algo corriqueiro e comum. A agenda trivial, apesar de ter o seu grande valor para o dia a dia de clínicas e consultórios, pode dar um passo adiante e tornar-se um instrumento estrategicamente melhor planejado.

É claro que o tamanho do consultório ou da clínica, a quantidade de médicos e colaboradores e a área de especialidade médica, assim como a quantidade e o perfil do público atendido, são fatores que interferirão diretamente na forma como a agenda pode ser trabalhada, mas é muito importante que se procure quebrar o paradigma tradicional no trabalho com agendas que, de uma forma geral, é bastante limitado.

Inovar é sair da caixa que nos prende a velhos hábitos e costumes. Inovar é repensar, mudar, aprender e crescer. Inovar é pensar em outras possibilidades. Inovar é saudável para a vida profissional. Vencer as próprias resistências requer a queda de barreiras que nós mesmos construímos por nos sentirmos na chamada "zona de conforto", onde "em time que está ganhando não se mexe". É sempre mais "confortável acreditar que não há nada a ser mudado, que mudança dá trabalho e exigiria mais de todos.

Além disso, é preciso lembrar que a área médica possui um conceito único, extremamente especial e importante para a sociedade. Está ligada à qualidade de vida, ao bem-estar e à manutenção da vida. É uma área nobre da sociedade, que tem o bem mais precioso como objetivo. Assim, como não poderia deixar de ser, a ética é um de seus grandes pilares. A ética vem sendo, ao longo da história das sociedades, exaustivamente estudada na tentativa de se definir e compreender esta complexa área do comportamento humano, mas, de forma resumida, é possível dizer que a ética é o conjunto de normas de conduta humana, consideradas aceitáveis dentro dos padrões morais do senso comum de uma determinada sociedade.

O cliente é cada vez mais observador, inclusive em relação ao comportamento da equipe. Assim, a ética assume um lugar de grande importância na percepção do cliente, uma vez que envolve aspectos morais ligados à confiabilidade do trabalho. Para um profissional médico, manter um comportamento ético e ter sucesso profissional não são atitudes dicotômicas e excludentes, mas são ações que podem andar juntas, desde que se mantenha o foco no objetivo maior da profissão, que é a preservação da saúde e da vida.

O doutor George L. Sapeth, médico, poeta e com tantas outras qualidades que a bem-sucedida combinação de conhecimento, sensibilidade, elevados valores morais e anos vividos geraram, disse essas sábias reflexões: *"On the other side of Medicine, there are those who practice it only to help people. The rewards are consequences of that. There is no problem with making money, but the intent behind the action is what should guide us. So do we use our skills to make money or is making money a lovely benefit of helping others?"* ("Do outro lado da Medicina, existem aqueles que a praticam apenas para ajudar pessoas. As recompensas são consequências disso. Não há problema em fazer dinheiro, mas a intenção por trás da ação é o que deveria nos guiar. Então, nós usamos nossas habilidades para fazer dinheiro ou fazer dinheiro é um agradável benefício por ajudar os outros?").

Assim, além de focado na razão de ser do trabalho em Medicina, o médico deve também administrar sua carreira e buscar constantemente conhecimentos gerenciais que possam auxiliar nessa jornada em um mercado altamente competitivo. Ter todos esses elementos juntos não é uma tarefa que possamos definir como fácil: é uma batalha diária, onde o médico precisa ter ampla visão de seu trabalho e do mercado, além de usar os conhecimentos gerenciais para dar o rumo ao serviço de saúde ao qual está vinculado.

A agenda é uma ferramenta imprescindível nesse processo. Ela é o combustível que alimenta o trabalho do médico e da clínica como um todo. A qualidade e a quantidade do combustível determinarão em muitos aspectos até onde e como esse profissional poderá caminhar. Além disso, a agenda pode (e deve) ser usada como uma aliada importante, não só para a propriamente dita carreira profissional do médico, mas, também, como uma aliada em sua vida social e familiar.

A agenda mal gerenciada complica não só a vida do profissional médico, mas também a sua relação com sua família e, ainda, o relacionamento social em geral, uma vez que o seu ritmo de vida será ditado em grande parte pela forma como sua agenda profissional estará organizada. Nesse livro, fiz um recorte para um estudo específico da agenda, mas é importante frisar que a agenda é apenas uma das ferramentas do dia a dia em uma clínica médica. Essa ferramenta precisa estar estrategicamente organizada e gerenciada dentro do contexto da clínica.

A agenda precisa, além dos fatores acima citados, relacionados à razão de ser da profissão médica, à ética e ao sucesso profissional, estar também ligada com as estratégias da clínica no atendimento ao cliente. Abaixo, um gráfico com exemplos de áreas ligadas no atendimento ao cliente, com as quais a agenda deve estar alinhada:

Figura 1

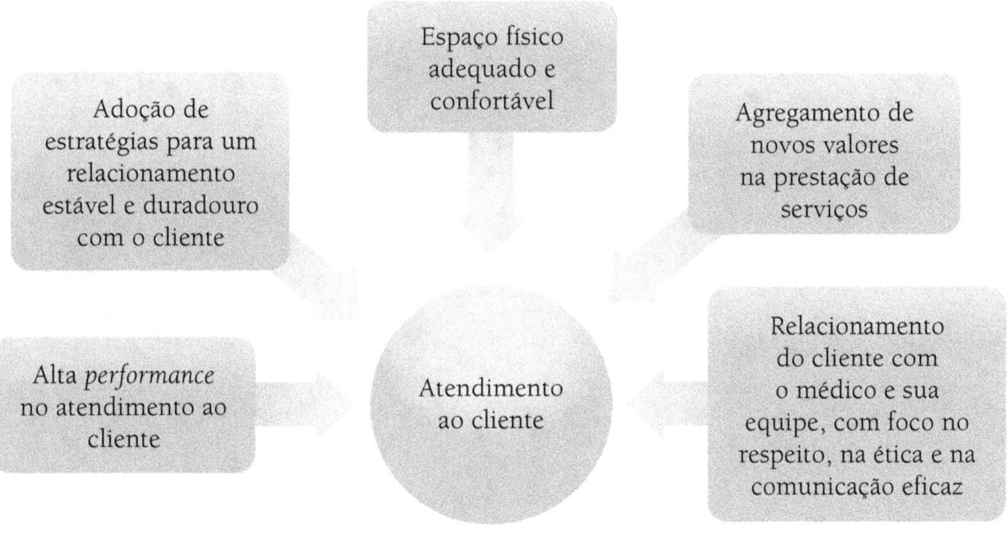

É preciso, então, ter estratégias definidas e estabelecer os caminhos a serem trilhados, assim como os objetivos pretendidos. Dessa forma, os esforços poderão ter uma direção definida. O desafio de sair do trivial está lançado. Convido você a caminhar comigo por essas páginas.

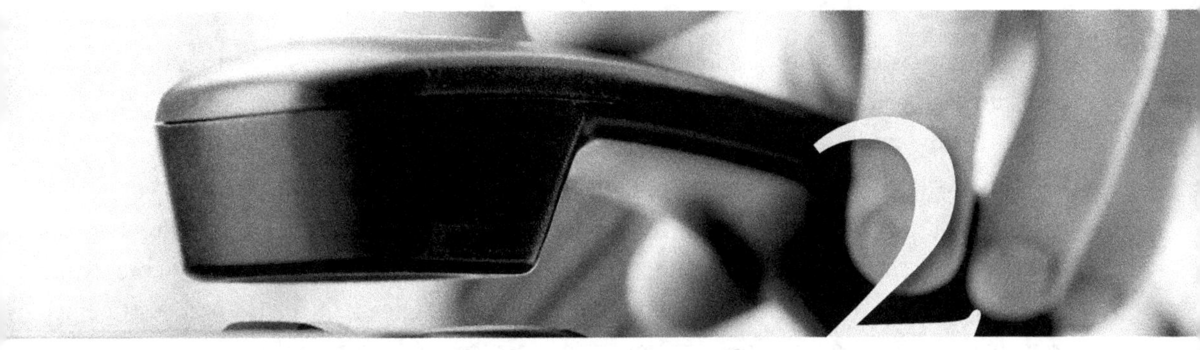

❧ As bases do atendimento ❧

"Na vida, não existem soluções. Existem forças em marcha:
é preciso criá-las e, então, a elas seguem-se as soluções".
Antoine de Saint-Exupéry, escritor, ilustrador e piloto francês

Um serviço de saúde tem no atendimento médico em si o seu centro, o eixo sobre o qual toda a estrutura da clínica trabalha. Porém, precisamos atentar profundamente para os aspectos funcionais e administrativos desses serviços de saúde. É claro que o trabalho dentro de um serviço de saúde envolve inúmeras e complexas áreas e etapas, mas, de uma forma geral, o tripé telefone-agenda-recepção forma uma base de sustentação fundamental que permitirá que o atendimento médico aconteça de fato.

Figura 2

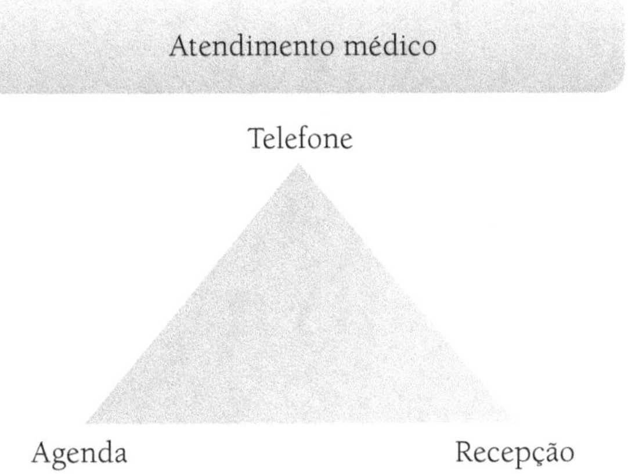

Podemos entender a palavra "base" como a estrutura que sustenta e que permite que algo seja edificado, construído. Fazendo uma analogia com um prédio a ser construído, podemos perceber que a construção da base exige cálculos e planejamentos complexos, sem os quais o edifício não poderá ser erguido.

É fácil perceber o quanto uma base sólida é fundamental. Assim, se entendermos as áreas de telefone, agenda e recepção como sendo as bases de funcionamento de clínicas e consultórios, podemos perceber que a negligência no preparo estratégico cuidadoso dessas áreas é determinante para o sucesso dos profissionais que lá atuam.

O funcionamento inadequado em qualquer um desses fatores na base pode causar um desequilíbrio que afeta o atendimento médico oferecido, uma vez que, com o mau funcionamento de qualquer uma dessas áreas, o cliente não poderá, muitas vezes, sequer chegar até o médico.

O sucesso profissional é determinado por múltiplos fatores, que devem acontecer de forma integrada e eficiente para que as chances de sucesso possam ser maiores. Assim, muitas vezes, um profissional médico bem preparado para exercer a Medicina pode ter dificuldades de sucesso profissional se não tiver a estrutura de base de sua clínica ou consultório firmemente organizada e funcionando bem.

É claro que essas três áreas-base acontecem de forma compartilhada e interligada, mas é possível realizarmos um estudo de cada uma delas separadamente, o que nos permite avaliar e entender melhor os mecanismos que regem esses processos nos consultórios e nas clínicas na área da Saúde.

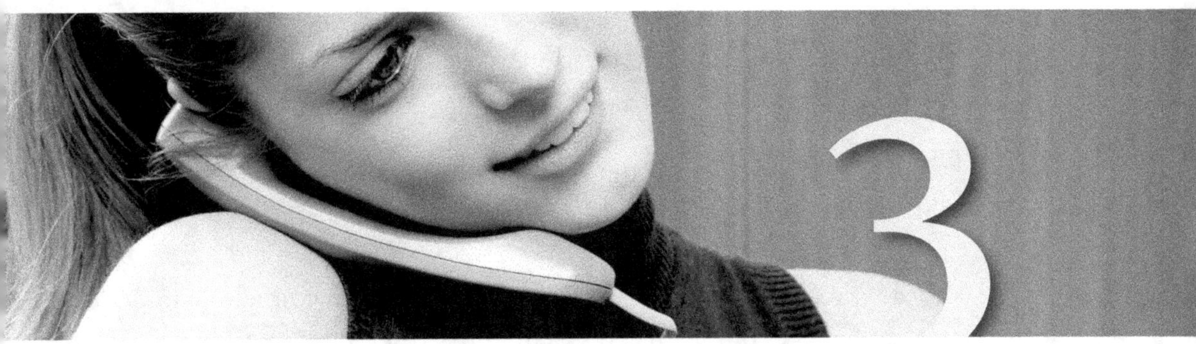

A comunicação verbal e a percepção do cliente

"A palavra é o meu domínio sobre o mundo".
Clarice Lispector, escritora nascida na Ucrânia e que chegou ao Brasil aos 2 meses de idade

Já aconteceram em sua clínica situações em que está agendado um determinado dia e horário para o cliente e ele aparece em outro? É provável que isso já tenha acontecido na maioria dos serviços de saúde e é um exemplo de como a comunicação verbal pode nos pregar peças e nos iludir quanto ao que o interlocutor está entendendo daquilo que estamos verbalizando. No dia a dia do trabalho de agendamento, o uso hábil da comunicação verbal é fundamental para que o curso dessa comunicação clínica-cliente seja realmente efetivo.

O relacionamento do cliente com o serviço de saúde, seus médicos e colaboradores acontece através de diversos canais e situações, que podemos chamar de pontos de contato. A humanização no atendimento e o interesse pelo bem-estar do cliente devem ser demonstrados em todo o processo de atendimento.

Durante o trabalho de agendamento, essa preocupação com o bem-estar do cliente, por seus problemas e por suas necessidades de atendimento deve ser claramente manifestada, principalmente através da comunicação verbal. Além disso, de uma forma geral, durante o agendamento, é importante que a comunicação verbal esteja focada nos seguintes pontos:

- Adequação do vocabulário ao perfil do cliente;
- Modulação, volume e tom de voz agradável e em harmonia com o que está sendo dito;

- Organização do conteúdo expresso;

- Respeito pelo cliente;

- Comportamento ético;

- Compromisso com o que é dito e prometido.

Uma dica também é procurar articular as palavras com cuidado para que elas sejam claras, audíveis e compreensíveis, sem por isso ser lento na fala. Pelo contrário: o ritmo deve ter a velocidade suficiente para a compreensão do ouvinte, sem tornar a fala lenta, o que costuma irritar também o interlocutor. Sempre procurar chamar o cliente pelo nome, mas de forma respeitosa, usando "senhor" ou "senhora". Utilizar somente o nome do cliente quando se tratar de um jovem.

Palavras gentis

Além disso, é bom lembrar que palavras gentis, que demonstram educação e respeito pelo cliente, devem estar presentes no diálogo. Assim, utilize sempre:

- Muito obrigada.

- Eu agradeço a sua atenção.

- Muito obrigada por aguardar.

- Por gentileza.

- Vou verificar.

- O senhor permite?

  Com licença.

- Desculpe-me.

- O senhor tem razão.

- Tenha um bom fim de semana.

Uso de gírias

A gíria pode ser considerada, em parte, como um reflexo do dinamismo e das transformações sociais. No dia a dia, ela está presente nos diversos segmentos das sociedades, mas é importante lembrar que o seu uso deve sempre estar inserido em um contexto e na situação apropriada.

Muitos autores e estudiosos sociolinguísticos já começam a tratar a gíria como uma parte da expressão linguística de uma sociedade e não como algo errado, eliminando parte de preconceitos em relação ao seu uso. No entanto, esse posicionamento linguístico em relação às gírias também deixa clara a questão da importância de ela ser usada de forma pertinente e em situações específicas, onde, com certeza, não se inclui o atendimento ao cliente em um serviço de saúde. Assim, seguem alguns exemplos ilustrativos de expressões em tom de gíria a serem evitadas:

- Então, beleza!
- Cara!
- Rapaz!
- Joia!
- Fechou!
- Demorou!

Proximidade excessiva

Tenho observado um equívoco no tratamento de clientes no que se refere a confundir humanização com expressões que demonstram excesso de proximidade. É preciso lembrar que certas expressões, muitas vezes usadas no trato com amigos, parentes e outras pessoas do círculo familiar e social, não têm a mesma adequação no trato com o cliente.

Situações diferentes pedem linguagem apropriada a cada uma delas. O uso de expressões como essas torna-se, em muitos casos, um hábito que acaba sendo levado de forma indistinta para o ambiente de trabalho. Essas expressões não significam necessariamente tratamento humanizado, mas, sim, em muitos casos, uma forma de expressão fora de contexto. Seguem abaixo exemplos dessa forma de vocabulário:

- Querida;
- Amor;
- Meu bem;
- Fofa;
- Chuchu.

Palavras usadas no diminutivo

Diminutivos para crianças e pessoas idosas é uma forte característica em muitos serviços de saúde, mas, principalmente no que se refere ao idoso, expressam a sensação de infantilização no tratamento. Em julho de 2010, na cidade de Belo Horizonte, durante o 17º Congresso Brasileiro de Geriatria e Gerontologia, os participantes defenderam o fim da infantilização e da estigmatização dos idosos. É claro que esta defesa envolve vários aspectos no trato do idoso, mas o uso excessivo de diminutivos na expressão verbal, com certeza, é uma das formas de infantilização no trato desse grupo.

Verbalização com diminutivos transmite a percepção de infantilização, dependência e falta de responsabilidade. Na fase em que somos considerados idosos, existe a tendência a uma cada vez maior dependência de cuidadores, mas nem por isso o trato verbal deve se desviar de um tratamento adulto e respeitoso. Abaixo, exemplos de tratamentos usados no diminutivo:

- Mãezinha;

- Vovozinha,

- Senhorinha;

- "Me dá a sua mãozinha";

- "Fica aqui sentada na cadeirinha".

Risadas

A risada é uma expressão humana muito bonita e importante, porém, dependendo da situação e da forma como é expressada, pode se constituir em uma inconveniente maneira de se comunicar com o cliente. É sabido que sorrir e dar boas risadas é importante para diminuir as tensões, relaxar e renovar energias, inclusive para contribuir para um clima organizacional mais agradável e produtivo. No entanto, no relacionamento com o cliente, é importante ter cautela e limite para essa expressão.

A risada alta e às vezes exagerada atravessa a linha tênue entre a simpatia, a falta de compostura e o comedimento no trabalho e adentra pelo terreno da informalidade excessiva que não deveria estar presente no relacionamento com o cliente. Assim, é importante encontrar o equilíbrio entre ter um sorriso franco e agradável (que é muito bem-vindo nesse relacionamento) e a risada alta e excessivamente aberta (que entra no campo da inconveniência). Portanto, o que deve ser evitado:

- Conversas paralelas ao lado, enquanto atende o cliente;

- Alongar o atendimento, demorando mais do que o necessário.

O significado por trás das palavras

É interessante, também, evitar a frase: "**só tenho horário** para 15 de março". Quando você se expressa dessa forma, passa ao outro a sensação de que demorará realmente muito tempo até a data disponível para a consulta. Procure dizer apenas a data e o horário em que há disponibilidade na agenda, de forma natural e tranquila: "Senhor José, tenho disponibilidade para 15 de março, às 20h30".

Clientes não atendidos em suas solicitações

No dia a dia nas clínicas médicas, em muitos casos, não é possível atender ao pedido do cliente em relação ao agendamento de consulta dentro da data e do horário solicitado. Apesar de nesses casos não ser possível atender integralmente o pedido do cliente, é fundamental demonstrar interesse por ele e pelo problema que o levou a procurar pelo atendimento médico.

É preciso, então, buscarmos na linguagem palavras que possam trazer impactos positivos na comunicação com o cliente, o que com certeza só trará benefícios para a área de agendamentos, que depende fortemente do uso da comunicação verbal para ocorrer de forma eficiente.

Assim, seguem algumas dicas de frases para serem utilizadas nestas situações, que podem permitir que o cliente tenha a percepção mais positiva do atendimento, apesar da impossibilidade de atendê-lo exatamente como ele gostaria:

- "Senhor, como este horário não está disponível, podemos marcar para o dia seguinte (ou outro dia), neste mesmo horário".

- "Eu compreendo, realmente. O senhor precisa ser atendido o quanto antes, assim, será que poderíamos agendar com outro médico? O Dr. João tem disponibilidade na agenda neste horário que o senhor gostaria".

- "Entendo o seu problema e vamos tentar encontrar a melhor solução possível".

- "Realmente a senhora precisa ser atendida o quanto antes. Vou verificar o que podemos fazer pra resolver o seu caso e ligo de volta no máximo em 30 minutos. A senhora poderia aguardar a minha ligação com o retorno, por favor?"

Essas frases são exemplos de caminhos e possibilidades no campo do uso hábil das palavras como ferramentas fundamentais de trabalho. No agendamento, o processo de comunicação verbal com o cliente deve sempre passar a percepção de elevado preparo profissional, simpatia, atendimento humanizado e ético.

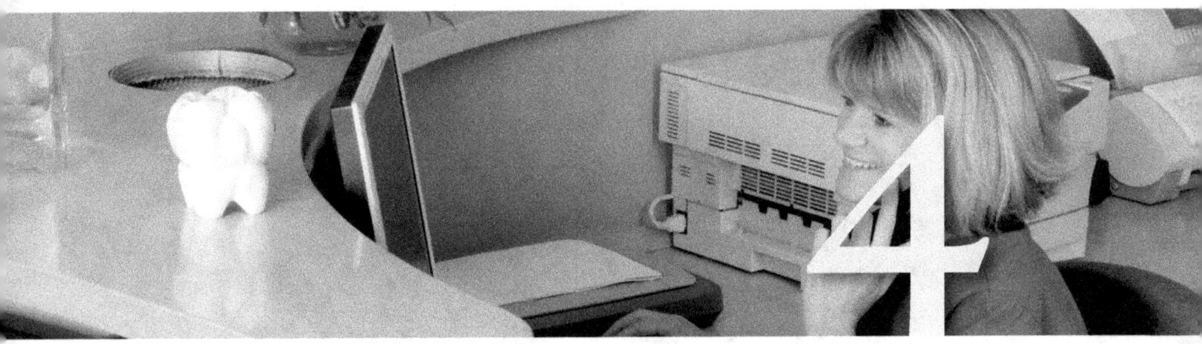

⚭ O ambiente para realização ⚭ de agendamentos

"Solidão: um lugar bom de visitar uma vez ou outra, mas ruim de adotar como morada".
Josh Billings, humorista norte-americano

O local onde é realizado o trabalho de agendamento deve ser cuidadosamente planejado. Preparar a estrutura física e de materiais da clínica para que seja possível o desenvolvimento plenamente satisfatório das estratégias para a realização de agendamentos é uma etapa importante para o sucesso. Com frequência, encontramos dois tipos de locais onde esse trabalho é realizado:

- Em locais próprios, separados do atendimento de recepção;
- Na própria recepção, junto com o atendimento dos clientes presenciais.

É preciso, então, atentar quanto às condições em que esse trabalho é realizado no que se refere a:

- Climatização;
- Ambientação;
- Iluminação;
- Ergonomia;
- Privacidade.

Em locais próprios, separados do atendimento de recepção

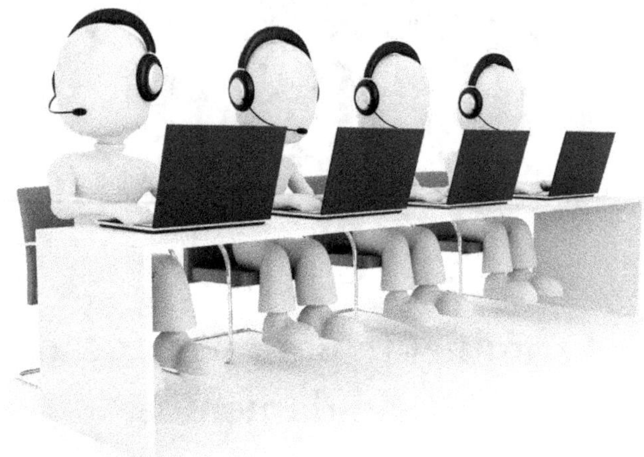

Quero aqui atentar para as estações de trabalho formadas por "baias" de atendimento, onde, em um pequeno quadrado, a atendente olha diretamente para um monitor, com uma parede ao fundo extremamente próxima. O contato visual com colegas de trabalho é muito pequeno ou quase inexistente. Os estímulos auditivos chegam através do fone de ouvido e o olhar fica fixo na tela por muitas horas. Isso pode tornar o trabalho pouco convidativo.

Esse conceito de área de trabalho talvez precise ser revisto e analisado sob o ponto de vista da motivação de quem se senta nesse local para realizar o seu trabalho, uma vez que não se consiste em um ambiente que possamos considerar agradável. Ele é, em alguns aspectos, necessário para proporcionar isolamento acústico e diminuição de estímulos visuais que possam comprometer a concentração no atendimento. Seguem, então, algumas sugestões de alternativas para minimizar o aspecto de isolamento do colaborador que trabalha nesses locais:

- Usar paredes de vidro na visão frontal do atendente, com linha de jardim atrás do vidro. O verde sempre faz bem.

- Atentar para as cores utilizadas no local, optando por cores que transmitam tranquilidade e sensação de espaço mais amplo. Evitar cores quentes (vermelho, laranja e amarelo) que podem cansar mais rapidamente. As cores frias (azul, verde e violeta), além das brancas e neutras, são mais adequadas. É preciso um estudo do ambiente como um todo para se determinar os melhores padrões de cores a serem utilizados.

- Permitir ao colaborador a personalização de seu local de trabalho, com objetos pessoais.

- Posicionar o monitor de forma adequada em relação à altura da cadeira e da bancada, para que o olhar sobre o monitor fique na altura confortável.

- Em função da postura fixa e dos movimentos repetitivos do sedentarismo no trabalho de telefonia, é importante orientar os colaboradores a se movimentarem periodicamente durante o horário de trabalho e a praticarem, nesses momentos, alongamento muscular. É importante que a orientação quanto a essa movimentação seja feita por profissional especializado.

Na própria recepção, junto com o atendimento dos clientes presenciais

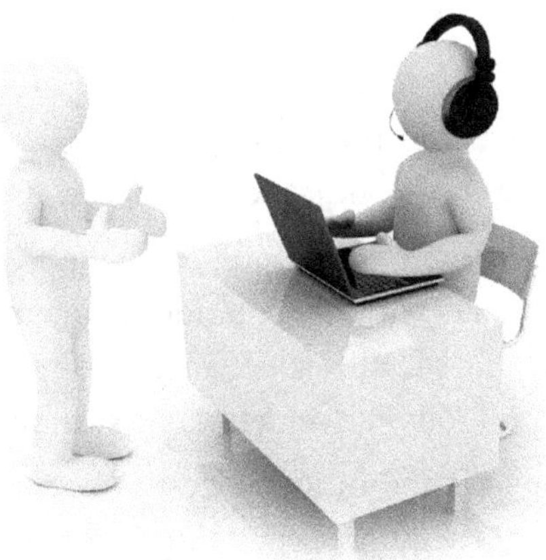

No caso de clínicas onde o agendamento é realizado junto com a recepção. A perda de privacidade ao telefone é um fator a ser seriamente considerado. A solução muitas vezes não é fácil, devido muitas vezes ao espaço disponível, assim como a quantidade de colaboradores na equipe e na demanda para esse serviço. Assim, quem trabalha nessa área junto com recepção, deve ser uma pessoa atenda ao que acontece ao redor, lembrando principalmente dos seguintes aspectos:

- Se estiver ao telefone e chegar um cliente no balcão, cumprimente, indicando que ele logo será atendido.

- Procure se manter atenta em relação ao que acontece ao redor e no que está falando ao telefone. Cuidado para não fazer colocações ao telefone inadequadas aos ouvidos do cliente que está no balcão.

- Use sempre tom de voz ameno e baixo.

- Caso seja algum assunto relacionado ao cliente no telefone que o bom senso diz que não deve ser conversado com "plateia", o ideal é solicitar o telefone do cliente e informar que você ligará para ele para encontrar a solução para o assunto em questão. Assim, faça a ligação posteriormente em local privativo.

Pérola

Uma clínica de Cardiologia, com atendimento de recepção e telefonia juntos. Nela, três médicos realizam atendimentos. Um deles, o Dr. X, tem uma grande demanda de clientes, com disponibilidade de agendamento para dois meses à frente. Os outros dois médicos, Dr. Y e Dr. Z, têm uma demanda menor.

Um senhor ligou para agendar consulta com o Dr. X para sua mãe que já era cliente dele há muitos anos, mas foi informado pela secretária que só teria horário em dois meses. O senhor insistiu muito que precisava da consulta para aquela semana, mas a secretária disse que realmente com o Dr. X somente em dois meses, mas que a alternativa seria uma consulta com o Dr. Y ou Dr. Z.

O senhor relutou muito, mas acabou aceitando marcar a consulta com o Dr. Y. No dia da consulta, o senhor está na sala de espera ao lado de sua mãe que aguardava para ser atendida pelo Dr. Y, quando ouviu a secretária ao telefone dizendo o seguinte:

- Com o Dr. X só temos disponibilidade de horário para daqui a dois meses... Sei, sei... Então, vamos fazer o seguinte: vem aqui amanhã às 10h que vou fazer um "encaixe" na agenda do Dr. X para você. Ok, está marcado.

Ao desligar o telefone, a secretária se deparou com o senhor a sua frente, extremamente enfurecido, falando alto que o que havia acontecido com a mãe dele foi uma falta de respeito.

- Quer dizer que pra minha mãe não tinha horário, mas pra este que ligou agora você "arrumou" rapidinho um horário? Pois estamos indo embora daqui, nunca mais voltaremos.

A decisão sobre a configuração do local onde o trabalho de agendamento será realizado deve ser tomada sempre com base nos fatores acima listados, assim como nas características do serviço de saúde. Mas é preciso estar atento aos fatores negativos da estratégia adotada para que se possa estudar estratégias que minimizem os impactos negativos e possa, assim, produzir os resultados positivos esperados.

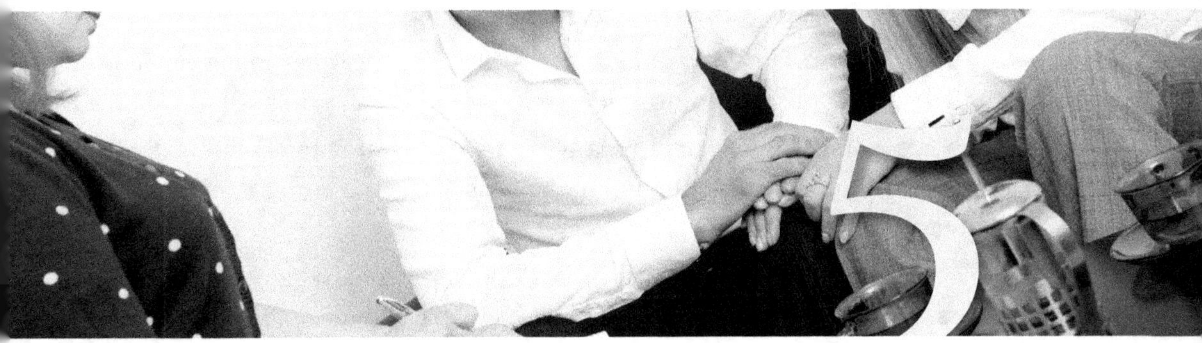

❦ A "síndrome da agenda cheia" ❦

"Não há doente mais incurável do que aquele que não reconhece a sua doença".
Santo Agostinho, bispo católico, teólogo e filósofo argelino

Uma cena...

Atendente: Clínica Médica, Maria, bom dia.

Cliente: Maria, eu gostaria de agendar um horário com o Dr Z.

Atendente: Eu só tenho disponibilidade para o próximo mês.

Cliente: Mas não posso esperar pelo próximo mês, meu problema é urgente. Até o mês que vem eu já vou ter sarado.

Atendente: Então nem precisa agendar!

Para entendermos melhor o significado da "síndrome da agenda cheia", é preciso que haja uma compreensão do significado de uma síndrome. Essa palavra se origina do grego *syndrome*, que significa "reunião". É atribuída a um grupo ou agregado de sinais e sintomas que se encontram relacionados entre si e que podem ser associados a uma mesma patologia. Assim, síndrome pode ser entendida como uma condição. A "síndrome da agenda cheia" se caracteriza por diversos sinais e sintomas, tais como:

- Demonstração de falta de interesse no cliente durante o atendimento telefônico, na recepção e em outras áreas;

- Ausência ou baixa flexibilidade diante de questões que poderiam (com um pouco de boa vontade) ser contornadas;

- No agendamento, fica clara para o cliente a falta de interesse no agendamento, fazendo com que esse cliente se sinta apenas "mais um" procurando por aquele profissional;

- No atendimento de agendamento, as opções apresentadas são elevadamente rígidas e passam ao cliente a percepção da velha frase: "se não quiser, tem quem queira";

- O sorriso, a simpatia e o olhar humano para o cliente ficam mais escassos.

Criei o nome dessa síndrome por perceber o quanto ela é até frequente nas clínicas e nos consultórios médicos. Ela costuma aparecer quando o médico tem uma demanda de clientes maior do que a capacidade de atendimento. Nessa situação, em alguns casos, começam a tomar conta de alguns membros da equipe atitudes de baixa sensibilidade e humanidade no trato com o cliente, com o aparecimento dos sintomas que foram acima relacionados.

Nessas situações de alta demanda, pode facilmente ser disseminada dentro da equipe a ideia de que "um cliente a mais ou a menos" não faz mais diferença, levando a falsa ideia de que não é mais necessária a preocupação na conquista e na manutenção dos clientes, o que é um grave engano. É preciso esclarecer que esse comportamento geralmente aparece e acontece de forma que eu chamaria de "não intencional", até de certa forma "inconsciente". Os comportamentos se estabelecem sem que o colaborador perceba o quanto vem mudando seu comportamento.

Os novos colaboradores

Na medida em que a equipe muda seu comportamento, os novos colaboradores contratados costumam "herdar" esse estilo de atendimento, apresentando já no início os sinais e os sintomas da síndrome.

Como mudar?

Conforme os comportamentos acima descritos se sedimentam, torna-se cada vez mais difícil mudar, transformar esse estilo. A adoção de mudanças no estilo e nos padrões de atendimento costuma gerar resistência na equipe, se tornando um desafio o alcance do objetivo de transformar esse atendimento, tornando ele mais humanizado, atencioso e preocupado com o cliente.

Para isso, é necessária uma mudança no paradigma estabelecido, que demonstre o quanto o cliente é importante e deve ser tratado com humanidade e dignidade, independente de o médico para o qual a equipe presta serviços ter ou não a condição de atender a necessidade de agendamento da forma como o cliente gostaria.

Além disso, é importante que a equipe seja preparada para entender como no dia a dia são criadas mudanças comportamentais, como um processo de "adaptação" das condições que são enfrentadas, e muitas vezes o caminho escolhido para essa "adaptação" nem sempre é o adequado profissionalmente.

Completando o processo de mudança da equipe, é preciso também que se tenha uma compreensão mais clara e ampla da imagem profissional. Uma vez que, independente do sucesso ou da demanda de clientes, é fundamental que seja preservada a imagem profissional positiva do médico, da equipe e da instituição. Quero dividir aqui esse processo de mudança em algumas etapas:

1. Entendimento amplo e aprofundado

- Do próprio trabalho: como ele vem se desenvolvendo;
- Mercado profissional onde o serviço de saúde está inserido;
- Funcionamento das expectativas dos clientes;
- Compreensão do processo de imagem profissional;
- Dificuldades e superações nos processos de mudança comportamental;
- Resultados possíveis.

2. Treinamento dentro de padrões de atendimento de alta *performance*, onde o foco está no cliente, que deve receber um atendimento profissional e humano.

3. Dentro das possibilidades, a equipe precisa ser estimulada a perceber os resultados positivos de seu trabalho.

É possível atender a todos os clientes?

"Os dias talvez sejam iguais para um relógio, mas não para um homem".

Marcel Proust, escritor francês

Sabemos que cada profissional médico tem sua capacidade de atendimento limitada por um poderoso fator: o tempo. Ele pode ser controlado quanto ao seu uso, mas não pode ser domado em seu implacável ritmo. Assim, o tempo limita o trabalho de agendamento, não permitindo que os pedidos e preferências dos clientes em relação ao dia e horário de atendimento possam ser sempre atendidos.

O que se coloca aqui é o modo como os responsáveis pelo agendamento lidam com essa situação. Muitas vezes, mesmo não podendo atender a solicitação do cliente, é importante mostrar "que se importa" com o que foi apresentado pelo cliente.

Entra aqui, então, a necessidade de o agendador ter habilidades que permitam lidar com a impossibilidade de atender o cliente de forma humana, tentando encontrar alternativas para o cliente ou mesmo dizer da impossibilidade do atendimento da forma solicitada. Assim, o cliente não se sentiria sem importância ou até mesmo menosprezado.

Profissionalismo *versus* robotismo

Enfim, a lição que a "síndrome da agenda cheia" nos ensina é de que a alta demanda deve ser motivo de empenho ainda maior da equipe em lidar com os clientes de maneira ainda mais profissional, mas sem deixar de ser atenciosa e humana. Afinal, profissionalismo não deve ser sinônimo de robotismo e, sim, de atendimento que realmente deixe satisfeitos a todos que procuram o serviço de saúde.

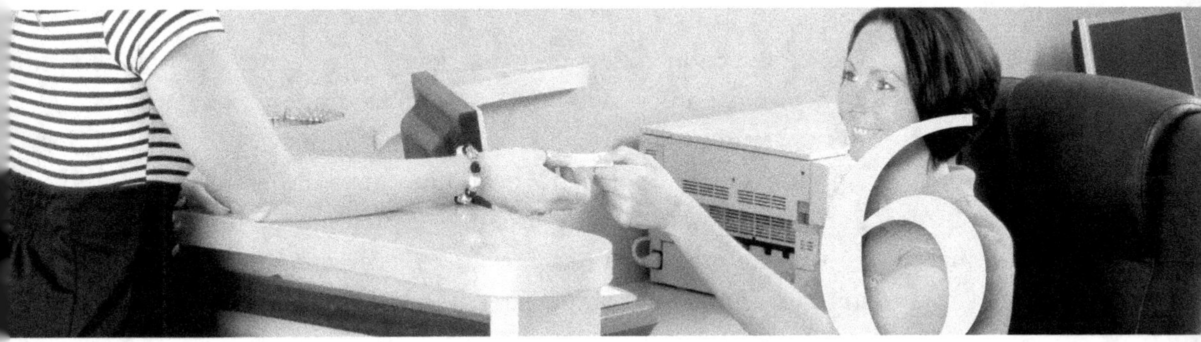

❦ A gentileza e o fenômeno da sua perda ❦

"A verdadeira gentileza é perfeito conforto e liberdade. Ela simplesmente
consiste em tratar os outros exatamente como você adoraria ser tratado".
Philip Dormer Stanhope, Conde de Chesterfield, político e escritor inglês

Gentileza pode ser definida com inúmeros adjetivos, como amabilidade, delicadeza, educação, respeito, cortesia e humanização. Porém, independente do significado desses adjetivos, quem recebe um atendimento onde a gentileza está presente sabe bem a agradável sensação que ele provoca.

Receber esse tipo de atendimento faz com que o cliente sinta-se importante e único, dentro de uma situação onde a tônica é o bem-estar. Assim, adotar no atendimento comportamentos onde estas características estejam presentes tornou-se fundamental para que se possa prestar serviços com elevado nível de satisfação dos clientes.

Para que se possa executar o trabalho de agendamento, adotando as características que definem a gentileza, é preciso, antes de tudo, estar identificado com o trabalho, gostar do que faz e estar preparado e motivado para ele. Um colaborador que trabalha no atendimento a clientes e não possui estas características, certamente, mesmo que no início desenvolva um trabalho satisfatório, irá aos poucos declinando.

O atendimento, para ser satisfatório, deve ser educado, cortês, eficiente, humano e ágil, mas sem pressa. O sorriso espontâneo e na medida certa é também um aspecto importante, mesmo que por trás de um telefone, uma vez que essa é uma expressão humana de satisfação e bem-estar, claramente perceptível ao outro.

Entretanto, há anos venho observando um fenômeno recorrente que ocorre com muita frequência nas clínicas médicas, onde colaboradores que, por vezes, no início, prestavam atendimento de alta qualidade, com elevada satisfação dos clientes, vão aos poucos deixando de lado a gentileza no atendimento, passando a adotar um comportamento mais distante, frio e mecânico. Em algumas entrevistas que realizei com colaboradores que apresentavam essa característica, pude detectar como fatores determinantes desse comportamento os seguintes aspectos:

Figura 3

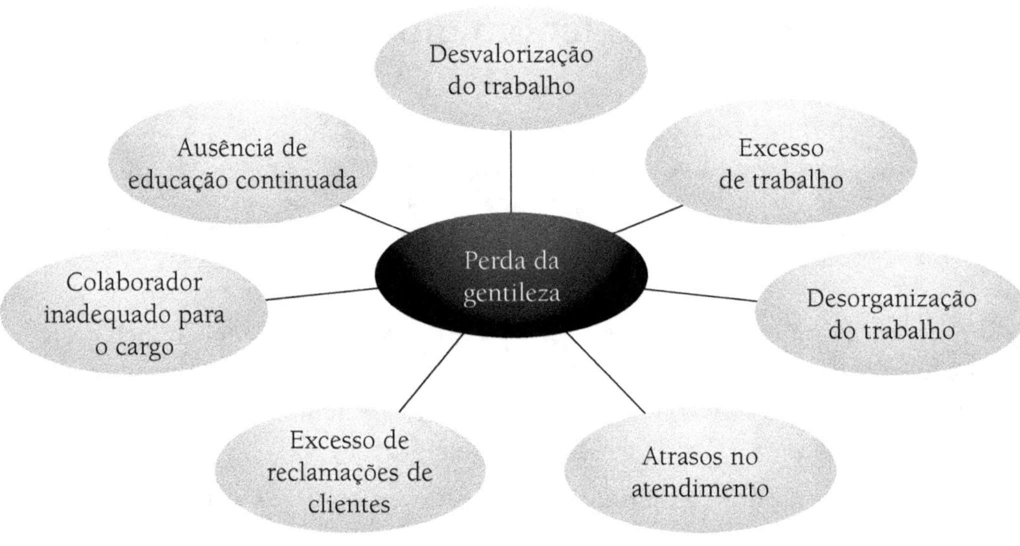

Pelo gráfico apresentado, é possível verificarmos que o atendimento mais frio, com ausência ou pouca gentileza ocorre basicamente em função de problemas internos da clínica. Vamos conhecer melhor cada um deles:

Colaborador inadequado para o cargo

A contratação de um novo membro da equipe para realizar trabalho de agendamento deve ser feita com extrema cautela, porque, se a contratação for equivocada, todo o restante do relacionamento desse colaborador com a clínica fica comprometido negativamente.

Ausência de educação continuada

Cada membro da equipe precisa estar inserido em um processo de educação continuada, onde inclusive receba e possa dar *feedbacks*, aprimorar suas habilidades e corrigir rumos. É fácil observarmos colaboradores que durante certo tempo trabalham muito bem e depois começam a enveredar por outro caminho, mudando de comportamento. Nesse caso, com frequência, a mudança de comportamento toma o rumo da perda da gentileza, o que para o agendamento é extremamente negativo.

Outro aspecto importante em que a educação continuada atua é no preparo da equipe para os diversos perfis de clientes atendidos pela clínica, principalmente o atendimento de idosos, de crianças ou de clientes com personalidade onde o entendimento durante o atendimento é difícil. Isso exige a necessidade de treinamento dos colaboradores, para que eles possam compreender e estar preparados para atendimentos cordiais mesmo em situações difíceis, inesperadas ou não usuais.

Desvalorização do trabalho

Colaboradores que não se sentem valorizados em seu trabalho podem gradativamente mudar de comportamento e transformar sua forma de atender clientes. Sentir-se valorizado, reconhecido por seu trabalho, é uma necessidade do ser humano que pode atuar como um forte elemento motivacional.

Excesso de trabalho

A carga de trabalho de cada colaborador deve ser dosada adequadamente para evitar que o excesso de atribuições possa afetar negativamente a qualidade do serviço por ele prestado. Todo excesso é prejudicial, afetando o colaborador e a clínica. É comum o funcionário com excesso de trabalho passar a atender o cliente com mais frieza e pressa.

Desorganização no trabalho

Nesse caso, não há exatamente um excesso de trabalho, mas, sim, um rol de tarefas que é executado de forma desorganizada, levando a um trabalho moroso e ineficiente. O estresse gerado por situações como essa pode levar o colaborador a adotar comportamentos não muito gentis em relação ao cliente.

Atrasos no atendimento

Os atrasos no atendimento do médico geram muita tensão na relação da equipe com os clientes, principalmente em relação à equipe de recepção, que acaba sendo o local onde os clientes expressam suas reclamações. Assim, muitas vezes, até como defesa, a equipe passa a realizar atendimentos onde o contato com o cliente seja o mínimo possível e onde o sorriso passa a ser raro. Dessa forma, por vezes, até inconscientemente, a equipe procura "defender-se" desse problema, tentando amenizar o estresse de seu trabalho.

Nos casos onde o trabalho de agendamento é realizado junto com a recepção, essas situações são um verdadeiro pesadelo, que conspiram frontalmente com a qualidade e com a alta *performance* no agendamento.

Excesso de reclamações de clientes

Ambientes de trabalho mal estruturados geram elevado volume de reclamações por parte dos clientes, o que, em muitos casos, não tem relação com atrasos no atendimento do médico. Ambientes sem climatização, revistas velhas, café frio, banheiro sujo, falta de estacionamento: enfim, uma série de outros fatores que, caso não seja oferecida de forma estruturada e adequada, pode também gerar interferência negativa no atendimento da equipe, inclusive no agendamento, uma vez que é comum nesses casos aumentar também as reclamações ao telefone, em especial de clientes que já estiveram na clínica.

Pelos fatores acima descritos, podemos perceber que determinadas características do ambiente de trabalho operam negativamente sobre a qualidade dos serviços prestados pelos colaboradores. Assim, não basta apenas treinar a equipe. São necessários inúmeros outros fatores para que o atendimento ao cliente, onde inclui-se o agendamento, possa prosseguir ao longo do tempo, mantendo-se com a qualidade alcançada e procurando elevá-la cada vez mais.

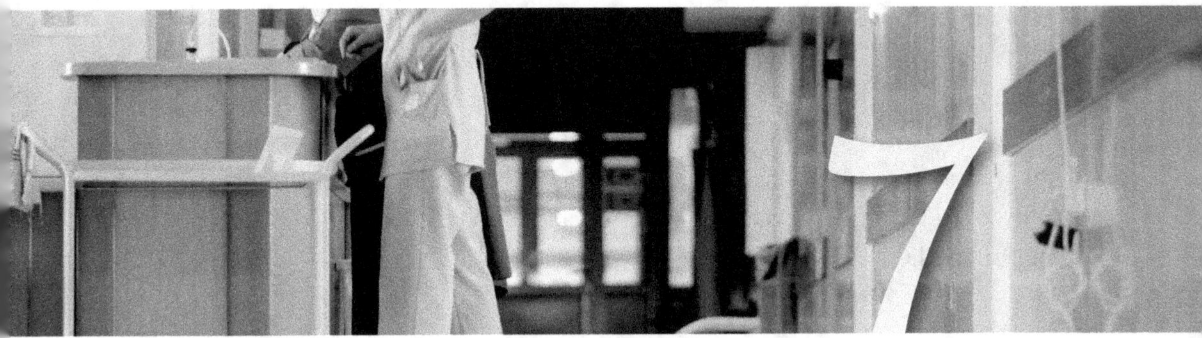

Definindo urgências e emergências: priorizando atendimentos

> "A alegria de ver e entender é o mais perfeito dom da natureza".
> *Albert Einstein, físico alemão radicado nos Estados Unidos*

Cada especialidade médica tem suas próprias características e peculiaridades, o que torna específica a definição do que se consiste em urgência e emergência em cada área. É muito importante que o médico oriente firmemente sua equipe quanto à conduta nesses casos, uma vez que desses conceitos derivam a priorização dos atendimentos. Cada área deve ser personalizada para cada especialidade médica.

É comum que os casos mais graves sejam encaminhados diretamente para hospitais, deixando para clínicas e consultórios os casos com menor nível de gravidade. Entretanto, embora com menos frequência, as clínicas e consultórios também recebem casos de emergência ou urgência que devem ser corretamente encaminhados para o atendimento médico.

Definindo emergência e urgência

Emergência pode ser entendida como uma situação crítica, com perigo à vida, grande sofrimento para a vítima ou risco de mal irreversível, de aparecimento súbito ou imprevisto, que exige atendimento cirúrgico, clínico ou ambos, com intervenção imediata do médico.

A urgência, apesar de ser uma ocorrência importante e necessitar de rápido atendimento, tem um caráter não tão imediatista quanto a emergência. Está também ligada a situações com perigo à vida, grande sofrimento para a vítima ou mal irreversível.

A origem da palavra urgência vem do verbo urgir, indicando a não aceitação de demora. Quando dizemos que "o tempo urge", a frase significa que não há nada que você possa fazer para parar o tempo. Assim, uma ação em um curto tempo se faz necessária, antes que seja tarde demais. Não podendo, portanto, se prolongar. É preciso, ainda, lembrar que emergência e urgência têm ambas em comum o fator periculosidade.

Priorização de atendimentos

Colaboradores envolvidos em agendamento médico precisam ter o mais claro possível essas definições dentro da área de especialidade médica em que atuam. Muitos dos que entram em contato com esses serviços, antes de estar diante do médico, passarão pelo atendimento de alguém da equipe (frequentemente através do telefone), que deverá ter a sensibilidade e o conhecimento necessário para dar rápido encaminhamento para o atendimento médico aos casos que requererão essa ação.

Figura 4 - Entre o médico e o cliente, existe o profissional que atua no agendamento

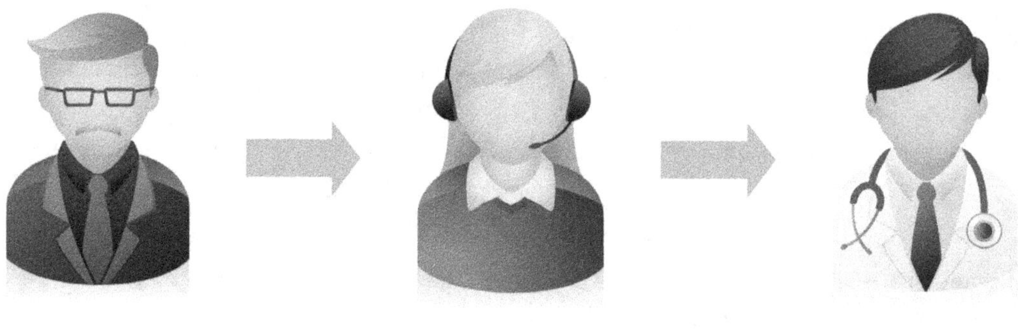

Assim, ter no agendamento um profissional despreparado para agir nessas situações pode acabar por criar situações onde a emergência/urgência não receba o encaminhamento necessário. É importante lembrar, ainda, que, como a área de agendamento trabalha basicamente com atendimentos telefônicos, a palavra do cliente é a maior fonte de informação. Portanto, cabe assinalar que as informações relatadas por ele através do telefone, por vezes, são exacerbadas para convencer o responsável pela agenda e podem não ser um retrato real do quadro. Em qualquer circunstância, no entanto, a palavra do cliente basta e é nela que nos apoiamos para priorizar o atendimento.

Por outro lado, pode ainda ocorrer de o cliente minimizar seu problema e, mesmo tendo entrado em contato com a clínica, alguns clientes estão de certa forma na expectativa de ouvir do outro lado da linha que está tudo bem, que não há a necessidade de ir até a clínica ou que não há urgência. Assim, o responsável pelo agendamento deverá ter treinamento para obter as pistas necessárias que o levem a não protelar atendimentos necessários.

O profissional responsável pelo agendamento deve se lembrar de que está lá para dar os encaminhamentos de agendamento necessários para que os clientes recebam o atendimento médico de que precisam. É fundamental que o trabalho se mantenha dentro de rígidos critérios éticos, sempre voltado para a valorização do atendimento médico e para o respeito pelos clientes.

Canal de comunicação

As pessoas envolvidas no agendamento precisam ter um canal de comunicação aberto com o médico, para que possam conversar com esse profissional sempre que necessário e para que o médico oriente em relação à conduta no agendamento.

Além disso, o médico deve ser responsável por orientar e treinar seus colaboradores em relação a procedimentos no agendamento, definindo quais e como as situações devem ser priorizadas. Esse treinamento deve ter um caráter de educação continuada, ou seja, ser constantemente revisado e avaliado pelos colaboradores junto ao médico. A agenda deve, dentro do possível, de acordo com a especialidade médica, ter disponível um percentual de horários para os atendimentos de urgência e emergência.

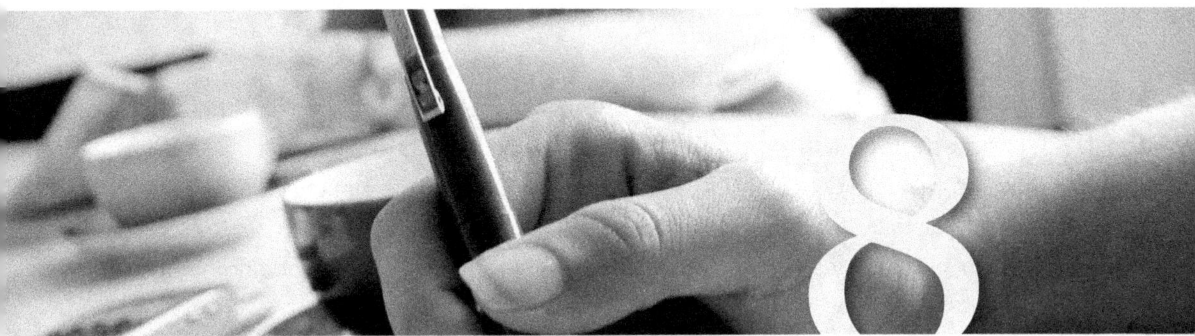

⚜ O planejamento prévio da agenda: eventos ⚜

> "Boa sorte é o que acontece quando a oportunidade encontra o planejamento".
> *Thomas A. Edison, inventor e empresário norte-americano*

Não podemos entender e usar a agenda pura e simplesmente para consultas exames e procedimentos médicos. A agenda pode – e deve – ser uma aliada do médico, inclusive em sua vida pessoal, familiar, social e também profissional. Assim, reagendar clientes porque o médico resolveu ir a um congresso ou tirou férias com a família deveria ser um fato isolado e raro, uma vez que um planejamento melhor poderia reduzir essas ocorrências para níveis bastante baixos.

Primeiro, é preciso entender que o ritmo de vida dos profissionais médicos costuma ter alguns eventos que se repetem com uma certa constância e frequência no que diz respeito às épocas de férias com a família, aos congressos médicos preferencialmente frequentados e a outras atividades. Dessa forma, essas ocorrências mais frequentes já podem constar do planejamento da agenda médica com muito tempo de antecedência.

Congressos médicos

É preciso buscar as datas dos futuros congressos médicos preferencialmente frequentados pelos médicos e bloquear a data na agenda, com sobra de pelo menos um dia antes e um dia após o congresso.

Feriados prolongados

Feriados durante a semana podem acabar sendo usados para viagens. Em muitos casos, não é possível ao médico planejar essas viagens com muita antecedência, ficando para mais próximo da data a definição. Uma alternativa é bloquear a semana na agenda para que, mais próximo da data, o colaborador responsável pela agenda lembre ao médico desse bloqueio e, assim, ele se decida pela liberação dos horários ou pela continuidade do bloqueio.

Férias

O período de férias costuma, com frequência, ter uma certa rotina no que diz respeito à época do ano e à duração do período. Sem deixar de considerar que oportunidades inesperadas acontecem e viagens não usuais também, é possível observar que em geral essas são situações ocasionais, sendo mais frequente a repetição de determinados períodos do ano.

Portanto, o colaborador responsável pela agenda deve conversar com o médico sobre essas questões e planejar previamente prováveis períodos de férias. Muitas vezes, fica definido um determinado período, mas o médico não acabou viajando naquele período e, sim, alguns dias ou semanas antes ou depois. Isso não será um grande problema, uma vez que o rearranjo de agendamentos será feito buscando o menor impacto possível na rotina planejada do cliente. O bloqueio permitiu que houvesse disponibilidade na agenda para esse ajuste de horários.

Dias cirúrgicos

No caso de cirurgiões que também realizam atendimento em consultórios, o cuidado com o planejamento dos dias cirúrgicos e dos dias dedicados ao atendimento de consultas e de exames deve ser cuidadosamente planejado. Imprevistos, urgências e emergências, além de outros fatores, ocorrem frequentemente no atendimento médico, mas é preciso ter uma profunda compreensão da rotina para que haja um planejamento de agenda que propicie o mínimo possível de imprevistos, o que levaria a remanejamento de clientes. O estudo da rotina de horários cirúrgicos fornece os dados necessários para um planejamento antecipado das disponibilidades de horários.

Convites para eventos e atividades sociais

O médico precisa estar sempre atento para informar previamente ao responsável pela agenda no caso de recebimento de convites para apresentações científicas ou mesmo sociais, que venham necessitar de redução na jornada de trabalho, com consequente bloqueio de horários para atendimento.

É o caso, por exemplo, de um convite para um casamento. O médico recebe o convite e ainda não sabe se vai ao evento. Caso ele vá, será necessário terminar mais cedo o seu dia de trabalho. Mesmo na dúvida, o ideal é realizar o bloqueio dos horários necessários para que ele saia mais cedo. Quando houver uma decisão final sobre sua ida ou não ao evento, o responsável pela agenda manterá o bloqueio ou liberará os agendamentos. Deixar para fazer esse trabalho de planejamento muito próximo da data acarretará a movimentação para mudança nos horários de clientes agendados.

Perigos à vista

Note que essas estratégias podem ser perigosas para profissionais que não contam com colaboradores preparados para o gerenciamento desses procedimentos, correndo o risco de ser constatado tarde demais que havia determinado bloqueio na agenda que não foi gerenciado a tempo. Em muitos casos, o profissional corre o risco de não ter comparecido ao evento ou não ter viajado e também não ter na agenda clientes para serem atendidos.

Quando desbloquear?

O tempo prévio de definição da manutenção do bloqueio ou da liberação dos horários dependerá da demanda de clientes que cada profissional tem. Quanto menor a demanda, mais tempo de antecedência será necessário para haver a definição. Se o médico tem elevada demanda de clientes, a definição pode ter um prazo menor.

Assim, é preciso observar o tempo médio necessário da demanda para o preenchimento dos horários com bloqueio e, a partir daí, definir o chamado *deadline*, ou seja, o prazo máximo que se pode esperar pela definição. A partir desse prazo, entrou-se na área de maior risco de não preenchimento dos horários disponíveis.

Respeito ao cliente

Evitar movimentos desnecessários nos agendamentos dos clientes é uma forma de respeito e de profissionalismo. Quando um cliente busca o atendimento de determinado médico e, após o contato com o responsável pela agenda desse médico, chega-se a uma decisão sobre o horário a ser agendado para essa pessoa, foi assumido nesse momento um compromisso entre o profissional e o seu cliente. Romper com esse compromisso pode levar a transtornos para aquele que se preparou para aquele compromisso.

Tranquilidade para o médico e para a equipe

Transferir o horário de clientes demanda uma série de atividades e consequências, tais como:

- Contato com cada um deles;

- Negociação de novo horário;

- Pedido de desculpas pelo ocorrido;

- Resposta às queixas e às reclamações de alguns deles;

- Impossibilidade de alguns mudarem seu horário;

- Incorreções em números de telefone registrado, impossibilitando o contato com o cliente.

Dessa forma, esse trabalho acaba inevitavelmente acarretando algum nível de estresse para o médico, assim como para a sua equipe. Por isso, evitar essas ocorrências é bastante positivo, em vários sentidos.

Diálogo com a equipe: a chave para o planejamento

Qualquer planejamento nessa área depende diretamente de um amplo e aberto canal de diálogo entre o médico e o responsável pela agenda. O responsável pela agenda deve ser uma pessoa com iniciativa para perceber situações que poderão causar transtornos na agenda, buscar informações prévias sobre eventos e observar atentamente a rotina do médico.

Além do dialogo, é preciso que o responsável tenha um perfil que busque soluções e informações, sem que isso dependa única e exclusivamente do médico. É preciso que haja essa sincronia e que esse trabalho busque trazer tranquilidade para a carreira médica e consequente imagem profissional positiva.

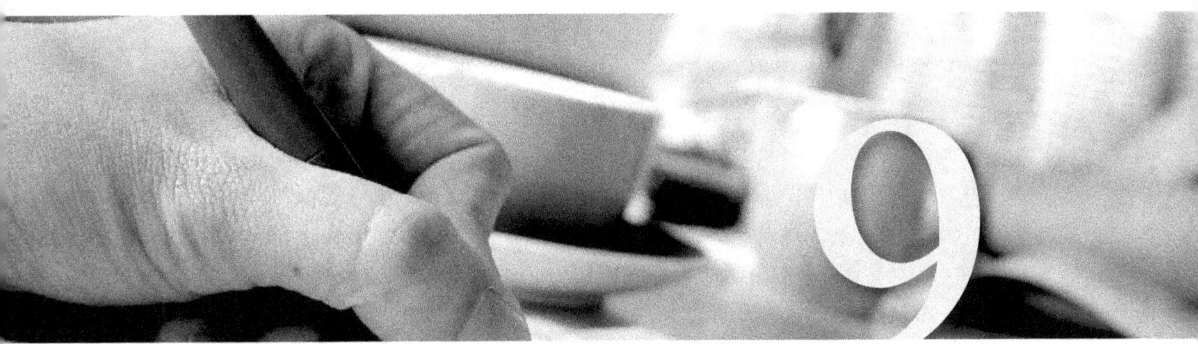

O planejamento prévio da agenda: disponibilidade e indisponibilidade de horários

"A maioria das pessoas não planeja fracassar, fracassa por não planejar".
John L. Beckley, político norte-americano

Relato de uma cliente

"Tenho mais de 10 graus de miopia. Meus óculos quebraram e liguei para o consultório do meu médico. A secretária simplesmente me disse que ele só teria disponibilidade de horário para daqui a dois meses. Acabei me consultando com outro profissional, mas fiquei pensando: como pode esse médico não ter algum horário reservado para esses casos de urgência, que acontecem com tantas pessoas"?

A disponibilidade de horários na agenda médica deve ser feita de forma criteriosa, usando índices numéricos para definir em linhas gerais como e quando bloquear e desbloquear os horários de agendamento.

Um primeiro ponto é saber o total de horários que o médico tem disponível no período da manhã e no período da tarde, em cada dia da semana. A partir dessa informação, de acordo com a distância entre a data atual e o tempo futuro, uma quantidade de horários deve ser bloqueada para que sejam reservados espaços que só serão liberados mais próximos da data atual, permitindo, assim, inserir na agenda as urgências, as emergências e os casos que, por algum motivo, precisam ser atendidos em um curto prazo.

Portanto, planejar e prever, apesar de não serem tarefas fáceis, tornam-se fundamentais para o bom andamento da clínica. Para isso, a equipe precisa ter dados concretos para trabalhar nos agendamentos. As regras podem, em casos excepcionais, serem quebradas, mas elas são muito importantes para que os colaboradores encarregados de realizar os agendamentos possam ter parâmetros técnicos e numéricos a fim de realizar o seu trabalho.

Após muitos anos trabalhando e observando a dinâmica de agendas médicas, montei alguns critérios para esse trabalho. Não pretendo que eles sejam verdades absolutas, mas norteadores, uma base para que cada clínica possa refletir e adaptar a sua própria realidade. Apresento a seguir uma simulação de possibilidades de procedimentos de bloqueio e desbloqueio de disponibilidades futuras:

Quantidade de horários disponíveis

- Manhã: 10

- Tarde: 14

- Total de vagas no dia: 22 consultas

Bloqueio prévio de horários - simulação

Antecedência em relação à data atual	Percentual de bloqueio	Vagas com bloqueio
Uma semana	15%	4
Um mês	20%	5
Quatro meses	30%	7
Seis meses	40%	9
De seis meses a um ano	50%	11
Acima de um ano	55%	13

Observe que, ao aplicar o percentual, o número de vagas com bloqueio é arredondado para o número imediatamente superior. Essas reservas deverão estar bloqueadas na agenda, permitindo a quem for realizar agendamentos verificar facilmente se existem horários disponíveis. Os colaboradores envolvidos nos agendamentos precisam, sempre que possível, manter bloqueios e desbloqueios dentro do planejamento.

Quando desbloquear

Seguem sugestões para a execução dos procedimentos de desbloqueio:

- Na sexta-feira, desbloqueia-se a próxima semana inteira;

- Caso a sexta-feira seja um feriado, fazer essa atividade na quinta-feira;

- Exceções para outras formas e tempo de desbloqueio, como no caso de haver um pedido do médico ou da administração nesse sentido;

- No dia em que estiver fazendo esse desbloqueio, fazer também uma verificação da lista de espera (caso exista) para atendimento de clientes que aguardam liberação de horário de agendamento.

Clientes atrasados

A clínica precisa também ter uma rotina de procedimentos para ser executada sempre que for detectado atraso no comparecimento de clientes para o atendimento agendado na clínica. Como sugestão, ao atingir o tempo limite de cinco minutos de atraso, devemos entrar em contato com o cliente para saber se será possível o seu comparecimento.

No caso de o cliente declarar impossibilidade de comparecimento à clínica, a equipe deve recorrer à lista de espera para ver se existe a possibilidade de convocar um outro cliente para o preenchimento do horário. Para aumentar a possibilidade do rápido preenchimento do horário que se apresenta pela ausência imediata do cliente, os colaboradores envolvidos no agendamento podem utilizar algumas estratégias:

- Caso algum cliente tenha chegado mais cedo e esteja aguardando, encaminhá-lo imediatamente para o atendimento do médico;

- Tentar adiantar o horário de alguns clientes da sequência;

- Convocar clientes da lista de espera para verificar a disponibilidade de vir à clínica para o atendimento médico solicitado.

Com as estratégias acima, o colaborador tentará em um primeiro momento preencher de imediato o horário do cliente que não comparecerá, deixando para um pouco mais tarde um possível horário vago. Com isso, pode-se ter um tempo maior para tentar resolver a questão, melhorando as chances de agendar rapidamente outro cliente para o horário em aberto.

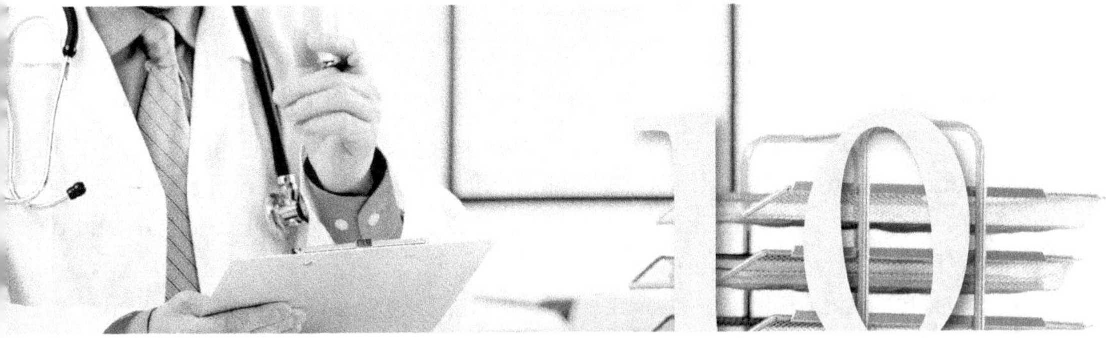

Intervalo entre consultas

"O tempo dura bastante para aqueles que sabem aproveitá-lo".
Leonardo da Vinci, cientista, matemático, engenheiro, inventor, anatomista, pintor, escultor, arquiteto, botânico, poeta e músico italiano

Quando a clínica trabalha com horários fixos, a determinação do tempo de consulta na agenda (20, 30 ou 40 minutos) é uma decisão muito importante, que deve ser tomada levando-se em consideração diversos aspectos:

- Área de especialidade médica;
- Profundidade dos dados da anamnese;
- Exames realizados na consulta de rotina;
- Exames complementares oferecidos pela clínica;
- Trabalho de apoio realizado por auxiliares;
- Perfil de clientela atendida;
- Objetivos traçados no planejamento estratégico.

Na área médica, o profissional deve sempre focar o atendimento buscando um serviço altamente qualificado, pautado na ética e na correção do trabalho. Assim, o tempo de atendimento deve estar também pautado nessa questão. Além disso, uma pergunta que deve ser feita é a seguinte: você sabe quanto custa o seu minuto de trabalho?

Vamos aqui, então, fazer um pequeno exercício financeiro a fim de chegarmos a valores aproximados. Esse cálculo deve, para ser exato, envolver cálculos contábeis complexos, mas, de forma resumida, tentaremos apenas entender um pouco mais sobre essa equação para que seja possível uma reflexão maior sobre o assunto.

Sem dúvida, conhecer o valor de seu minuto de trabalho é uma informação importante. O custo do minuto de trabalho do médico pode ser calculado da seguinte forma: em primeiro lugar, você precisa ter em mãos o custo mensal total da clínica. Esse custo é obtido através dos valores que representam os custos fixos e os variáveis. É preciso também chegar à quantidade de minutos trabalhados no mês, que pode ser obtido da seguinte forma:

- Se você trabalha de segunda a sexta-feira, por oito horas por dia, então, são 40 horas por semana;

- Cada hora tem 60 minutos, portanto, é preciso multiplicar as 40 horas por 60, o que representa 2.400 minutos trabalhados por semana;

- Seguindo o mesmo raciocínio, por dia são 480 minutos;

- Em um mês com 22 dias úteis, foram trabalhados 10.560 minutos.

Agora, ficou mais fácil chegar ao valor do custo do minuto trabalhado na clínica:

- Custo do minuto: valor total do custo mensal dividido pela quantidade de minutos trabalhados no mês;

- Custo do dia: valor total do custo mensal dividido pela quantidade de dias trabalhados no mês.

É claro que podem existir outras formas de calcular esse valor, mas com base no que foi apresentado, quanto menos horas ou dias úteis foram trabalhados, maior será o custo do minuto. Outro aspecto a ser considerado é o numero de médicos no serviço de saúde e a variabilidade de horas trabalhadas de um médico em relação a outro. Porém, como dito anteriormente, o objetivo não é um aprofundamento no complexo e importante mundo contábil, o que com certeza é tarefa para profissionais especializados nessa área, mas, sim, uma pequena reflexão sobre o custo do trabalho.

Sem separar os custos fixos e os variáveis, mas somente listando alguns dos custos mais comuns em clínicas e consultórios médicos, listo a seguir exemplos de itens que devem compor o custo da clínica. Note que haverá diferença em alguns itens se o consultório ou clínica for pessoa física ou jurídica ou mesmo ter as duas modalidades ao mesmo tempo.

Alguns itens que compõem os Custos de uma clínica

- Aluguel, condomínio e estacionamento;
- Luz, água, telefones fixos e telefones celulares;
- Amortização do imóvel próprio e IPTU;
- Salário de funcionários;
- Recrutamento e seleção de novos colaboradores;
- Férias e 13º de funcionários;
- Educação continuada de funcionários;
- FGTS;
- INSS dos funcionários e do médico;
- Contribuições sindicais, vale-transporte e vale-refeição;
- Benefícios, rescisões trabalhistas e horas extras;
- Honorários do contador;
- ISSQN, Imposto de Renda, Confins e PIS;
- Entidades médicas e sindicatos;
- Segurança e seguros;
- Material de expediente – informática e gerais;
- Manutenção de equipamentos médicos e da clínica;
- Material de limpeza, de consumo e de expediente;
- Cursos, congressos e viagens para eventos;
- Internet, livros e publicações científicas;
- Serviços oferecidos ao cliente (café, chá etc.), revistas e TV a cabo;
- Materiais descartáveis;
- Combustíveis;
- Eventos sociais na clínica (aniversários, confraternizações etc.);
- Taxas de alvará, licença sanitária e bombeiros;
- Manutenção do imóvel e amortização de equipamentos;
- Impressos;
- Roupas para uso profissional;
- Investimentos.

A lista acima contém um exemplo de listagem de custos que envolvem uma clínica médica. É possível perceber que a lista é longa. Portanto, é muito importante que o médico conheça os custos de seu tempo de trabalho e faça uma análise em relação à divisão do tempo na agenda. Ao planejar o tempo na agenda destinada ao atendimento médico, é importante analisar as características do trabalho na especialidade, procurando prestar serviço médico ético e de qualidade, mas também conhecer e acompanhar os custos envolvidos.

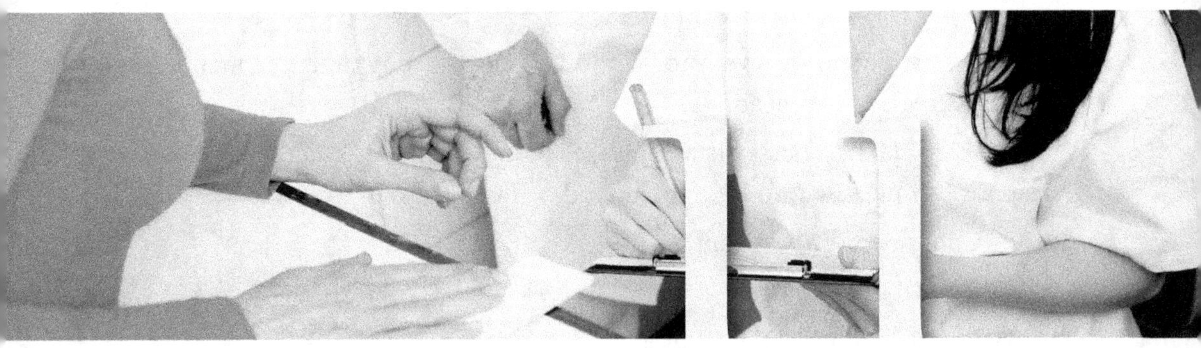

❧ Métodos para confirmação ❧ de agendamentos

"Quando ouvimos uma notícia, sempre devemos aguardar o sacramento da confirmação".
Voltaire, filósofo iluminista francês

Aclínica pode utilizar diversos meios para realizar a confirmação de agendamentos. Os mais utilizados atualmente são: telefone, e-mail e torpedo via celular.

Telefone

O telefone é uma ferramenta fundamental no trabalho de confirmação de agendamentos. Ele permite que o cliente seja rapidamente encontrado, receba a mensagem e confirme ou não o seu comparecimento no compromisso agendado com a clínica. Apesar de sua funcionalidade, precisamos lembrar do custo dessas ligações telefônicas e do tempo necessário para que o colaborador conclua cada ligação de confirmação de agendamento.

É preciso também assinalar que o uso do telefone como ferramenta de trabalho no processo de comunicação da clínica com o cliente deve ser cauteloso e planejado. Nessa comunicação via telefone para confirmar e agendar, a imagem da clínica estará refletida e será percebida pelo cliente.

Atualmente, é comum recebermos inúmeras ligações originadas de *call centers* nos oferecendo cartão de crédito ou mesmo empréstimos, fazendo pesquisa de opinião ou pedindo para colaborar com instituições. Enfim, estamos assistindo a um excesso nessa área, que vem tornando as pessoas com cada vez menos paciência em relação a essa situação.

O erro clássico nesse sistema é ligar para o cliente e, quando alguém atende, a responsável pela ligação logo diz uma das frases abaixo:

- Com quem estou falando?

- O sr. X se encontra?

- É da residência do senhor Y?

- Eu queria falar com o senhor Z.

Quando ligamos para alguém, estamos entrando na casa dessa pessoa. Assim, a identificação inicial é fundamental. Dessa forma, sempre que ligar para o cliente:

1º. Cumprimente-o;

2º. Identifique imediatamente o local de onde está partindo a ligação;

3º. Identifique-se;

4º. Pergunte pela pessoa com quem você gostaria de falar.

Assim, teríamos a seguinte situação quando alguém atende o telefone: "Bom dia! Meu nome é Maria, sou secretária do Dr. X. Eu gostaria de falar com o senhor João, ele está?". Após o senhor João atender o telefone, a responsável pela ligação poderá dizer o seguinte: "Senhor João, meu nome é Maria, sou secretária do Dr. X e estou ligando para lembrar que o senhor tem uma consulta agendada com o doutor na quarta-feira, às 16 horas. Posso confirmar o seu comparecimento nessa consulta?".

É importante lembrar que na agenda, caso seja possível, procurar anotar o dia e o horário em que foi ligado para o cliente e quem confirmou a consulta. Dessa forma, teríamos uma ligação telefônica educada e breve, que teve uma estratégia simples, porém, eficiente para cumprir o seu objetivo.

E-mail

O e-mail para confirmação de agendamento deve ser enviado principalmente para clientes que realizaram o agendamento com um tempo maior de antecedência. Minha sugestão é que o e-mail seja enviado uma semana antes do horário agendado para que, caso não haja resposta do cliente, a clínica possa optar por outro método de confirmação.

O e-mail é um método sem custo e muito efetivo, uma vez que permite o envio de mensagem com data e horário do agendamento, além de informações adicionais que sejam consideradas importantes. Podemos inserir no e-mail informações como:

- Data e horário;

- Médico com o qual foi realizado o agendamento;

- Procedimentos relevantes para a realização do atendimento médico: remoção prévia de lentes de contato, trazer o nome dos medicamentos em uso etc.;

- Informações adicionais que possam auxiliar o cliente: endereço, telefone, existência de estacionamento e/ou manobrista e disponibilidade de cadeira de rodas para clientes com dificuldades de locomoção.

Para se utilizar o e-mail como método de confirmação, é importante atentar para os seguintes pontos:

- Solicitar confirmação de recebimento da mensagem;

- Ter o controle dos e-mails enviados para se acompanhar as possíveis respostas;

- Em caso de resposta do cliente, seja ela positiva ou negativa no que se refere à confirmação do agendamento, registrar imediatamente na agenda a resposta obtida;

- Observar atentamente os e-mails que voltam por estar com o endereço grafado incorretamente ou mesmo por ter havido mudança no e-mail do cliente.

A seguir, um modelo de texto para e-mail solicitando confirmação de agendamento:

Prezado Sr. XYZ,

Gostaria de lembrá-lo do agendamento da consulta médica oftalmológica em 15 de julho de 2012, às 17 horas, com o Dr. K. Solicito a gentileza de nos confirmar se será possível o seu comparecimento.

(Nessa área, inserir informações que sejam relevantes para uma boa condição de avaliação médica. Exemplo: caso seja usuário de lentes de contato, favor retirá-las e suspender o uso três dias antes da consulta).

Muito obrigada por sua atenção e confiança.

Atenciosamente,

Albertina de Oliveira

Agendamentos

Clínica Médica

Rua Professor Serafim, 1.465

CEP: 00000-001 – Cidade – UF

(99) 0000-0000

albertina@clinicamedica.com.br

www.clinicamedica.com.br

Torpedo via celular

O torpedo via celular é um recurso também interessante nas confirmações de agendamentos. Caso o sistema de telefonia /informatização da clínica permita o envio automático através do sistema, fica melhor viabilizado o uso dessa estratégia.

O torpedo deve ter um texto mais curto, para facilitar a visualização do cliente em sua tela de telefone, mas deve conter informações suficientes para uma clara compreensão do agendamento. Atualmente, com a elevada disseminação do uso do telefone celular, essa opção como ferramenta de confirmação de agendamentos pode ter resultados bastante satisfatórios.

Métodos combinados

Os diversos meios para confirmação de agendamento podem ser utilizados sozinhos ou mesmo combinados com outros métodos. Por exemplo: envia-se o e-mail e, caso o cliente confirme, pode ser enviado um torpedo 12 ou 24 horas antes do horário agendado. Em qualquer um dos métodos, é importante solicitar que o cliente responda a mensagem enviada, uma vez que, caso não haja confirmação, não há também a garantia de que a mensagem foi recebida.

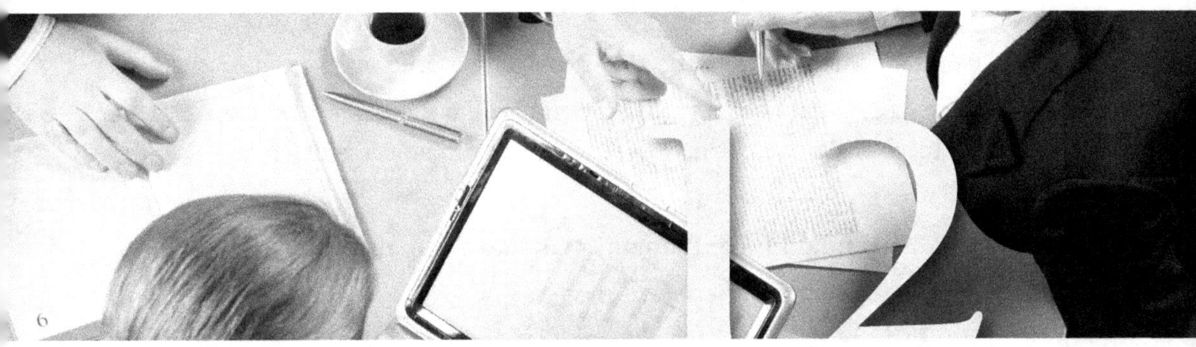

Estabelecendo condutas por parte da equipe

> "A conduta é um espelho no qual todos exibem sua imagem".
> *Goethe, escritor e pensador alemão*

A equipe precisa ter alguns norteadores que possam dar a direção geral, principalmente nos casos "mais críticos" do agendamento. São as regras que devem permear o trabalho de todos os envolvidos nessas ações.

Conduzindo situações críticas

O gestor precisa estabelecer junto com a equipe quais serão as condutas no que se refere a clientes que:

Chegam atrasados na consulta, nos exames ou nos procedimentos agendados

- Existe um limite de atraso tolerado?

- Caso o cliente não possa ser atendido, como será feito um novo agendamento para ele?

- Como ele ficará na ordem de atendimento?

- Como serão fornecidas ao cliente as informações sobre a conduta em relação ao seu atraso?

Solicitam transferência de horário

- Qual será a priorização na agenda para o novo horário de agendamento?

- Existe um limite na quantidade de transferências?

- Existe alguma conduta específica para clientes que transferem inúmeras vezes?

- Clientes com patologias graves que transferem frequentemente seu agendamento precisam receber alguma orientação especial quanto à necessidade de vir à clínica?

No "show": agendam e confirmam, mas não comparecem

- A clínica entrará em contato para verificar se o cliente gostaria de agendar novo horário?

- Qual será a priorização na agenda para o novo horário de agendamento?

- Existe alguma conduta específica para clientes com "no show" inúmeras vezes?

Comparecem em dia anterior ao do agendado e relatam que essa foi a data informada pela clínica

- Será atendido nesse mesmo dia caso haja disponibilidade?

- Na insistência do cliente no fato de que a clínica forneceu informação errada, a equipe aceita que cometeu um erro ou insiste em que o erro foi do cliente?

- Pede desculpas pelo transtorno causado?

Clientes que comparecem em data posterior ao agendamento

- Usar os mesmos procedimentos utilizados nos casos de comparecimento anterior ao agendamento?

Clientes irritados com situações de atraso no seu atendimento

- Como fazer para que ele não acabe deixando também os outros clientes da sala de espera irritados?

- O que deve ser dito aos clientes nesses momentos?

- Quais as razões que deverão ser apresentadas ao cliente?

- Qual a conduta para que, em situações futuras, o fato não se repita mais com aquele cliente?

Atrasos no atendimento médico em relação ao horário agendado

Atraso no atendimento pode ser considerado um problema crônico em clínicas e consultórios médicos. Das muitas estratégias que já conheci para tentar resolver ou amenizar esse problema, talvez a que melhor funcione é a diminuição na quantidade de clientes atendidos. Contudo, a clínica pode adotar algumas medidas para tentar minimizar o impacto desse problema, através de estratégias simples e que merecem atenção, observação e rápidas ações por parte da equipe.

A figura do colaborador responsável pela agenda é de elevada importância, porque se faz necessário ter definido aquele que deverá ter a iniciativa de desencadear as ações planejadas para esses casos, embora toda a equipe deva se envolver na responsabilidade de acompanhar o andamento da(s) agenda(s).

É comum observarmos que, quando há vários colaboradores na área de agendamento, mas nenhum encarregado da liderança, os procedimentos em caso de atraso acabam sendo esquecidos ou lembrados tardiamente. Dessa forma, o colaborador incumbido do trabalho de coordenação de agendas deverá, ao perceber que o médico está começando a atrasar os atendimentos, imediatamente organizar as estratégias em relação aos clientes que estão chegando à clínica e também em relação aos que chegarão e aos que estão em trânsito.

Clientes que estão chegando

- Aos que chegam, a equipe deve imediatamente informar o atraso do médico e pedir desculpas pelo ocorrido;

- No caso de haver alguma ocorrência específica que motivou o atraso, informar ao cliente essa razão;

- Se o atraso for elevado e não for possível a definição em relação ao horário em que será atendido, perguntar se o cliente gostaria de ir a algum outro local (desde que seja próximo), caso tenha alguma atividade a fazer, e se prontificar a ligar para ele assim que houver uma definição quanto ao horário de atendimento;

- Em caso de atrasos elevados, oferecer a opção de um novo agendamento em data oportuna ao cliente;

- No caso da presença de criança, encaminhar (caso haja) para área específica para a que a criança possa encontrar elementos que possam proporcionar distração enquanto aguarda.

Clientes que ainda não chegaram

- Para os clientes que ainda não chegaram, é importante que seja calculado o tempo aproximado para o qual o seu horário deverá ser adiado. A partir do cálculo, solicitar ao cliente a mudança no seu horário de comparecimento à clínica;

- Para informar ao cliente, minha sugestão é que o horário seja adiado em 2/3 do atraso no atendimento dos agendamentos. Isso porque é comum o atraso sofrer oscilações, onde casos de rotina podem acabar precisando de um tempo menor de consulta em relação a outros mais complexos. Apesar de o inverso também acontecer, é comum a clínica estar com um determinado tempo de atraso no meio da tarde e, ao final do expediente, esse atraso ter diminuído em relação ao seu "pico".

Clientes em trânsito

- Quando for realizado o contato e o cliente estiver em trânsito: informar o atraso, desculpar-se e, dependendo do tempo de atraso e da preferência do cliente, oferecer alguma das opções apresentadas anteriormente.

Envolvimento da equipe no acompanhamento das agendas

O gestor deve criar condições para desenvolver na equipe um senso de responsabilidade do grupo em relação às agendas, onde todos devem observar atentamente o andamento delas e auxiliar o colaborador responsável pelo trabalho de coordenação a perceber rapidamente os atrasos. A conduta da equipe deve ser sempre a de responsabilidade grupal. Apesar de ter um coordenador de agenda, todos devem se sentir responsáveis para que as ações de respeito ao cliente sejam tomadas dentro do menor tempo possível.

Como preparar a equipe para adotar as condutas definidas

Acredito que um dos métodos mais eficazes para preparar a equipe para essas situações é através de reuniões, onde as linhas de conduta são passadas e discutidas com a equipe. Os membros da equipe poderão, inclusive, dar sugestões que possam ser incorporadas às condutas da clínica, minimizando ao máximo os problemas gerados por situações consideradas críticas dentro de um serviço médico.

Discutir e adotar condutas são ações fundamentais para que a equipe possa ter mais confiança e mais motivação no seu trabalho, uma vez que se sente mais bem preparada para situações que acabam acontecendo no dia a dia. Quanto maior o preparo do colaborador, mais tranquilo ele se sente para resolver questões.

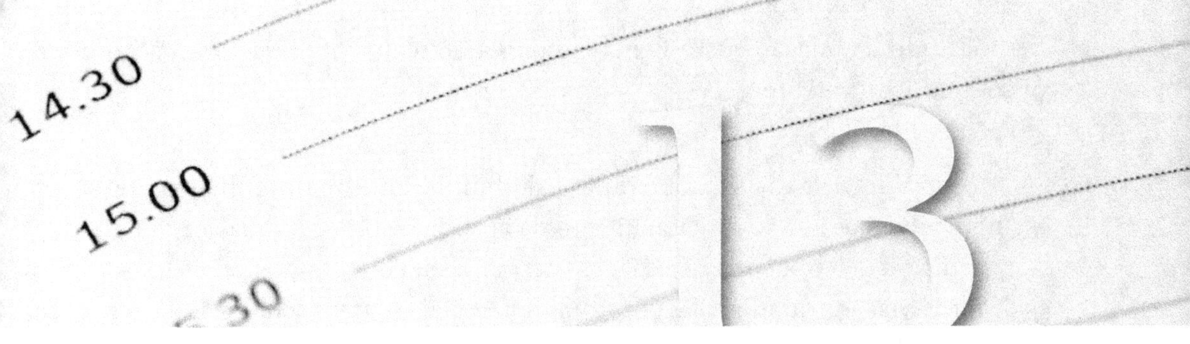

❦ Agenda em horários ❦ alternativos: possibilidades

"Para se definir: conceda a si mesmo todas as possibilidades de ser, mude caminhos quantas vezes achar necessário".
Alejandro Jodorowsky, cineasta, poeta, escritor e psicólogo chileno

Atualmente, criar alternativas de atendimento além do convencional "segunda a sexta-feira" tornou-se uma opção interessante como diferencial competitivo. É possível observar um movimento, ainda que discreto, no sentido de oferecer opções de atendimento nos fins de semana, inclusive aos domingos.

Aos sábados de manhã, é comum termos profissionais atendendo. Nas tardes de sábado e aos domingos, ainda é pouco frequente, principalmente em cidades menores. Nas cidades de maior porte, é onde se encontra mais facilmente a presença dessas possibilidades de horários.

Esses horários alternativos proporcionam condições para o atendimento de pessoas cuja atividade da vida diária não permite o afastamento no chamado "horário comercial", necessitando de outras possibilidades de atendimento. Assim, enquanto alguns abominam a ideia de ir a consultas médicas nos fins de semana, outros enxergam essa opção como uma alternativa bastante válida. Para se criar essas novas opções de horário, é preciso haver:

- Demanda no mercado desse perfil de cliente;
- Estrutura de recursos humanos organizada para esses horários de atendimento;

- Estudo da relação custo-benefício para que realmente seja viável abrir essas opções de atendimento.

O atendimento aos sábados ou aos domingos costuma eventualmente trazer alguns problemas para o funcionamento da agenda da clínica, uma vez que na vida dos médicos podem ocorrer situações inesperadas, comuns nos finais de semana, tais como: viagens familiares, compromissos sociais, cursos, congressos e chegada de visitas. No caso desse tipo de acontecimento, é comum a necessidade de transferir os atendimentos agendados para uma outra data, gerando inúmeros transtornos para a clínica e para o cliente.

Alguns clientes, inclusive, só têm disponibilidade de horário aos sábados ou, por vezes, não é possível localizar o cliente a tempo, levando o mesmo a se deslocar inutilmente até a clínica no horário agendado. Com certeza, essas situações podem levar ao descontentamento de clientes ou mesmo a perda deles. Dessa forma, para se evitar essas situações, uma sugestão é ter uma estratégia diferente para os horários alternativos. A estratégia deve ter como objetivo:

- Evitar a transferência inesperada no agendamento dos clientes;

- Oferecer a possibilidade de agendamento em horários alternativos, de forma que não interfira na vida social do médico;

- Ter um instrumento com dados que permitam um rápido agendamento de clientes no caso de o médico colocar o sábado ou o domingo com disponíveis para o atendimento;

- Proporcionar ao médico a possibilidade de se decidir pelo atendimento em determinada data alternativa, mais próxima da data, não precisando tomar essa decisão com muita antecedência.

Assim, uma alternativa seria ter uma lista de espera exclusiva para aqueles clientes que desejam ser atendidos somente nesses horários. Nessa lista, seriam anotados dados necessários para o agendamento, tais como: nome do cliente, motivo da consulta (para se identificar possíveis urgências ou emergências), telefones para contato, convênio (para se verificar os médicos credenciados no convênio do cliente, para quem o agendamento poderá ser encaminhado) e preferência de data e horário de acordo com o que é oferecido pela clínica.

Uma alternativa seria simplesmente manter a agenda desses horários bloqueada e criar critérios para desbloqueio dois a três dias antes. Nesse caso, dependendo da demanda de consultas do médico, existe o risco de haver poucos atendimentos agendados.

Além disso, no caso de uma clínica cujo número de médicos permite o revezamento dos profissionais para atendimento nos horários alternativos, pode ser esta também uma alternativa para se disponibilizar os atendimentos. Essa é uma boa estratégia, uma vez que a demanda para esses horários alternativos costuma ser menor em relação aos horários convencionais, não havendo, então, demanda para que toda a equipe de médicos atenda simultaneamente nesses horários. Esse revezamento também permite uma reduzida equipe de colaboradores para trabalhar nesses horários.

De qualquer maneira, em qualquer alternativa, é fundamental que se tenha um ou mais colaboradores encarregados de realizar o desbloqueio dos horários alternativos, dentro do prazo de antecedência determinado pelo médico. Esse trabalho tem elevada importância porque, caso não seja feito esse desbloqueio, corre-se o risco de chegar no dia de atendimento ou próximo dele e de perceber que a agenda ainda continua sem agendamentos.

Além disso, no caso de escala de revezamento, é importante procurar respeitar e acatar, dentro do possível, as necessidades individuais de cada médico, além, é claro, do interesse dele em atender nesses horários. É importante, também, que o médico tenha livre arbítrio para optar por realizar atendimentos nesses horários, onde, caso ele considere viável, ele acolha essa possibilidade.

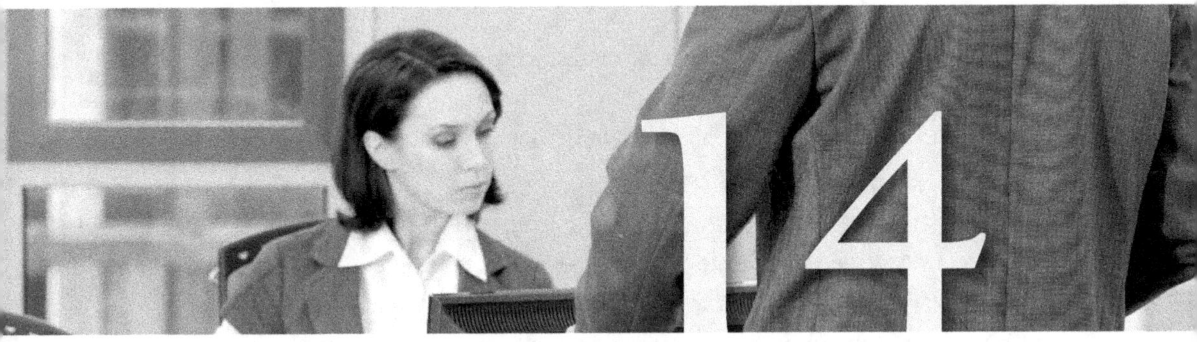

O cliente já atendido e o "direito adquirido"

"A força do direito deve superar o direito da força".
Rui Barbosa, jurista, político, diplomata, escritor, filósofo, tradutor e orador brasileiro

Uma vez atendido por determinado profissional médico, é comum o cliente satisfeito ou até encantado com o atendimento passar a considerar aquele profissional como o "seu médico". Essa conquista da preferência do cliente é algo almejado pelos profissionais em busca do sucesso, mas tem também as suas consequências. Com frequência, o cliente se sente especial para aquela clínica ou aquele profissional e, portanto, deverá receber também um atendimento especial na priorização de agendamentos. O cliente passa a desenvolver o sentimento subjetivo que lhe dá a sensação de "direito adquirido". Essa é a forma como ele se sente.

Assim, é possível perceber com frequência clientes que não compreendem a limitação de agenda do médico e sentem-se até mesmo particularmente ofendidos e frustrados por não terem seu pedido atendido como gostariam. No trabalho de agendamento, é comum ouvir ao telefone o cliente dizer:

- "Mas sou paciente dele já há muitos anos";

- "Como não pode nesse horário? Eu tenho urgência";

- "Toda a minha família também é paciente dele";

- "Fala com o doutor que ele vai se lembrar de mim e vai autorizar este agendamento".

Apesar de ser motivo de orgulho para o médico e para a sua equipe o fato de o cliente ter essa elevada preferência por esse profissional, algumas vezes não é possível conciliar a sua solicitação de preferência de data e de horário com a agenda do médico.

O cliente já atendido e – mais do que isso – "conquistado" realmente tem um valor inestimável. Se o médico tiver a preocupação de apenas conquistar novos clientes e não tiver uma deferência especial por aqueles que apresentam esse precioso sentimento de ter um "valor" especial, em alguns casos a frustração provocada pelo não atendimento de seu pedido poderá levar a uma quebra na percepção positiva que havia até então.

A gravidade dessa ruptura dependerá dos seguintes fatores: perfil do cliente; atendimento e atenção prestada pelo colaborador; e solução alcançada para o caso. Se o objetivo é manter com o cliente um relacionamento estável e o mais duradouro possível, essas frustrações devem ser cuidadosamente administradas para que a decisão de trocar de profissional médico não seja a opção adotada pelo cliente em face desses acontecimentos. Assim, a habilidade da atendente ao telefone para contornar essas situações fará toda a diferença para o resultado desse processo. Seguem, então, algumas dicas:

- Demonstre preocupação em atender a solicitação do cliente e com o seu problema;

- Mesmo não podendo atender a solicitação da forma como o cliente apresentou, demonstre muito interesse em apresentar soluções viáveis que estejam em consonância com as necessidades dele;

- Em nenhuma hipótese deixe o problema sem algum encaminhamento para uma solução;

- Todo o atendimento deve demonstrar claramente que: esse cliente é muito especial e importante para a clínica e que soluções existem e serão encontradas para o problema do cliente.

Frustração pode levar à decisão de mudança para outro profissional médico

Bloqueio para novos clientes

Existem médicos que, dependendo da especialidade, quando atingem um determinado número de clientes, passam a não mais aceitar novos casos. Nessa situação, ao receber chamadas de novos clientes solicitando agendamento, a secretária informa que o profissional, no momento, não poderá atender "novos clientes" em função de disponibilidade de agenda.

Essa estratégia, provavelmente, é uma tentativa em manter o atendimento dos clientes já atendidos no melhor nível possível de disponibilidade. No entanto, é preciso ficar bastante atento ao movimento natural de diminuição de clientes provocado por mudanças, altas, óbitos ou mesmo trocas de profissional médico.

Dessa forma, o médico e a sua equipe devem observar com muita atenção a demanda da agenda no que diz respeito à procura por agendamentos a fim de identificar o momento de "aceitar novos clientes" até que tenha novamente sua demanda estabilizada.

Em algumas especialidades, onde existe um atendimento sequenciado e periódico em intervalos curtos e regulares, é possível e até mesmo necessário em alguns casos o uso dessa estratégia. Já em outras especialidades, a adoção dessa alternativa não é tão viável e até mesmo poderia ser um obstáculo para o crescimento profissional.

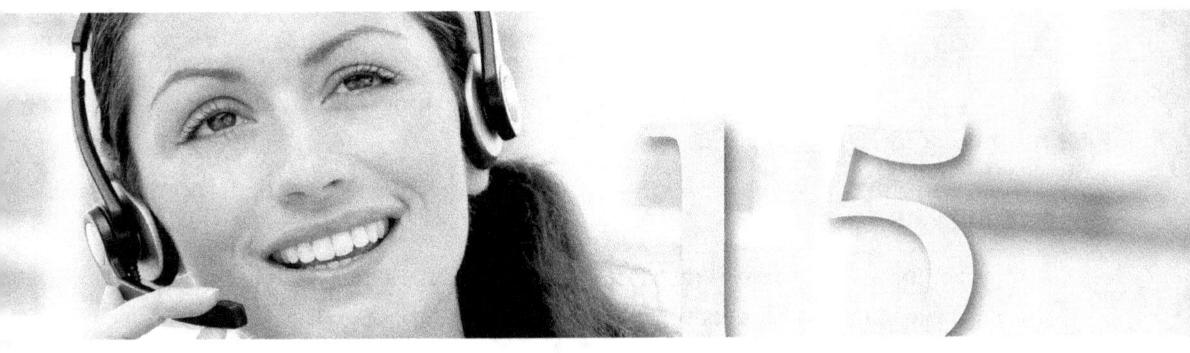

⚬⚭ Agendamento em longo prazo: ⚭⚬ até onde podemos ir?

> "O futuro dependerá daquilo que fazemos no presente".
> *Mahatma Gandhi, líder pacifista indiano*

Tenho observado, até com certa frequência, clínicas que adotam a estratégia de limitar o tempo para agendamentos em um, dois, três meses ou até um pouco mais. Nesses casos, se o cliente quiser agendar uma consulta para um prazo acima do estipulado pela clínica, isso não será possível.

É claro que não é possível ter o agendamento realizado para prazos mais longos, mas o estabelecimento de limite deve ter alguns critérios, que precisam estar alinhados com os procedimentos internos de organização e de metodologia para confirmação desses horários agendados.

Confirmação de horários

Um primeiro ponto a ser assinalado é a necessidade de a clínica estabelecer estratégias para a confirmação de agendamentos. Um cliente que teve um agendamento realizado para alguns meses adiante não poderá ter seu horário confirmado somente um dia antes, uma vez que poderá ter esquecido desse agendamento realizado e talvez tenha outro compromisso assumido para o mesmo horário. Assim, o ideal é que os agendamentos com mais de 60 dias sejam confirmados duas vezes: uma semana antes e entre 12 e 24 horas antes. Dessa forma, ao alertar uma semana antes para um agendamento realizado, estarão sendo asseguradas três questões:

1. Caso o cliente esteja impossibilitado de comparecer, poderá ter o horário reagendado e o horário que foi disponibilizado poderá ter tempo hábil para ser novamente preenchido;

2. Diminuir a incidência de agendamentos "no show" ou desmarcados em cima do horário;

3. Lembrado com uma semana de antecedência, o cliente poderá se programar melhor, não agendando outros compromissos que coincidam com o agendamento da clínica.

A confirmação de horário entre 12 e 24 horas antes tem se mostrado também muito importante. Junto com a confirmação de uma semana, esse outro tipo de confirmação estabelece uma estratégia mais sólida, que diminuirá sensivelmente as chances de "no show" na agenda.

Dessa forma, o tempo disponibilizado para agendamentos por cada profissional deve estar também vinculado às estratégias utilizadas para assegurar o comparecimento dos clientes agendados, não importando há quanto tempo o agendamento foi realizado.

"No show"

Aqui, a expressão "no show" está sendo utilizada para designar aquele cliente que realiza determinado agendamento na clínica, mas não comparece para esse compromisso.

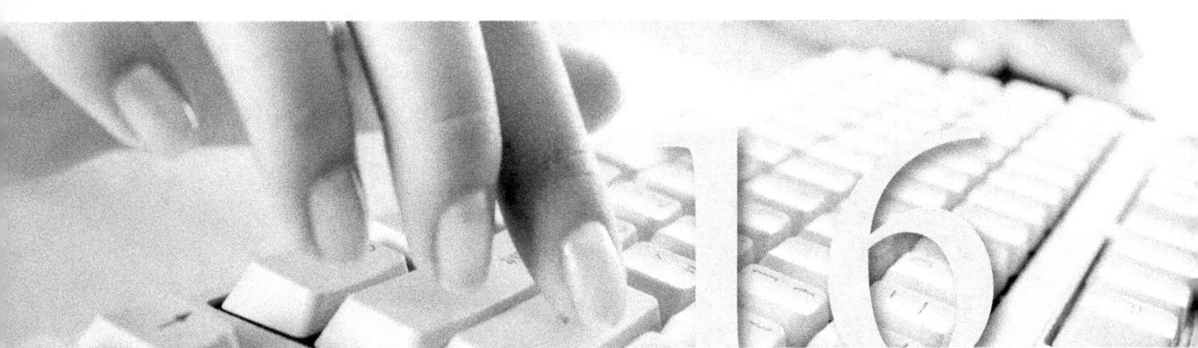

A agenda informatizada ideal

"Atingir o ideal é compreender o real".
Jean Jaurès, político e socialista francês

A agenda informatizada é hoje uma necessidade dentro de um serviço de atendimento médico. Ao escolher o programa de informática para a clínica, é preciso atentar para alguns pontos importantes que a agenda deverá oferecer, para que ela realmente atenda as necessidades da clínica.

É muito importante que tenhamos informações precisas e amplas sobre o cliente, para que possam ser planejados e executados programas de relacionamento com o cliente, visando a consolidar cada vez mais um relacionamento estável e duradouro com ele.

Vamos, aqui, avaliar somente os dados de cadastro de clientes e referentes ao seu agendamento, sem adentrar nas questões ligadas a outras áreas do programa de informatização da clínica, que deverão estar integradas, como o atendimento médico, financeiro etc. Assim, seguem os itens fundamentais que o programa deve oferecer na área de cadastro e agendamento:

Cadastro do cliente

- Nome;

- Endereço completo (ou mais de um);

- Identificação do local a que se refere cada um dos endereços registrados;

- Telefones de contato (especificando se é residencial, comercial ou celular e com um espaço para o nome de uma pessoa em caso de ser um telefone para recados);

- E-mails;

- Nome do pai, da mãe e de cônjuge;

- Estado civil;

- Profissão e, se possível, nome da empresa onde trabalha;

- Indicação (nome da pessoa que indicou e grau de parentesco ou afinidade);

- Foto tirada no momento do cadastro;

- CPF e número de identidade (RG);

- Convênio e/ou modalidade de pagamento;

- Informações adicionais (local onde a equipe poderá anotar informações adicionais que podem personalizar o atendimento);

- Campo de anotações (que possa ser visualizado com prioridade logo na abertura do cadastro): essas anotações contribuem para que a equipe possa evitar que um mesmo incidente desagradável possa ocorrer novamente com o cliente. Por exemplo: uma anotação de atraso em atendimento passado que irritou o cliente. É importante que constem também observações positivas feitas pelo cliente em relação à clínica, permitindo a equipe não só a manutenção, mas também a melhora de aspectos positivos observados anteriormente pelo cliente. Além disso, questões importantes relacionadas à intolerância ou à alergia a medicamentos devem constar nesse campo de anotações.

Alguns programas contêm o campo "grau de instrução". Essa é uma informação que deverá ser bem analisada em relação a sua real importância no processo de atendimento ao cliente, uma vez que essa pergunta pode levar alguns clientes a se sentirem constrangidos, principalmente nos casos de baixa escolaridade. A própria profissão do cliente, em muitos casos, já dá pistas sobre o grau de escolaridade. Nos casos onde isso não é possível, é importante avaliar se os clientes devem emitir tal informação, uma vez que talvez ela traga mais problemas do que soluções para o relacionamento do cliente com o serviço de saúde.

Agendamento

- Nome do paciente;

- Número de prontuário;

- Data para o qual a consulta, o exame ou o procedimento foi agendado;

- Modalidade do atendimento;

- Telefone de contato;

- Confirmação: espaço para duas confirmações, uma vez que, dependendo do tempo de agendamento permitido pela clínica, serão necessários duas confirmações. Esse campo deve informar ainda o método utilizado na confirmação e o código identificando a forma como foi a confirmação: telefone, e-mail, SMS, pessoalmente etc.;

- Alerta de datas de aniversário: aviso a quem acessa a agenda se a pessoa está aniversariando naquele dia, alguns dias antes ou dali a alguns dias;

- Monitoramento do tempo de espera de cada cliente;

- Inserção na lista de espera de atendimentos de representantes e outros que desejam ser atendidos pelo médico;

- Programação em longo prazo da agenda do médico;

- Emissão de relatórios diversos.

Lista de espera

Nos casos em que o médico possui uma demanda de clientes maior do que sua capacidade de atendimento, a clínica frequentemente precisa se organizar para manter uma lista de espera de clientes que gostariam de receber o atendimento médico em data para o qual no momento não há disponibilidade de horários.

Assim, apesar de poucos programas oferecerem esse recurso, ele é, em muitos casos, uma ferramenta importante para que a clínica possa organizar essa lista de forma técnica, eficiente e de rápido acesso. A lista de espera basicamente precisaria contemplar as seguintes informações:

Lista de espera

- Nome do paciente;

- Nome da pessoa que fez o contato com a clínica e grau de parentesco (é muito comum, principalmente no caso de idosos e crianças, outra pessoa fazer o contato com a clínica para o agendamento);

- Se já é cliente do médico ou se seria sua primeira consulta;

- Motivo da urgência do atendimento (antes da data disponível na agenda);

- No caso de disponibilidade de horário com o médico, com quanto tempo de antecedência o cliente gostaria de ser avisado para que possa ir até a clínica;

- Se tem preferência ou se só tem disponibilidade por algum(ns) dia(s) da semana no agendamento;

- Se tem preferência por algum período (matutino ou vespertino);

- Telefones de contato;

- Convênio;

- Local para registro dos contatos feitos e o desfecho dos casos;

- Local para registro de clientes que já procuraram outro médico enquanto aguardavam em lista de espera;

- Ferramenta para rápida localização do cliente em lista de espera.

Essas informações facilitam o trabalho dos responsáveis pelo agendamento na clínica, uma vez que os contatos com os clientes em lista podem ser feitos de forma mais precisa. Por exemplo: se um cliente só tem disponibilidade para agendar de manhã, de terça a sexta, não adianta ligar caso a clínica tenha horário disponível na segunda à tarde. Assim, o instrumento poderá facilitar o trabalho da equipe, que poderá entrar em contato com clientes que tenham disponibilidade para o horário a ser oferecido.

Bloqueios e desbloqueios

Os bloqueios devem vir com a identificação da pessoa responsável pelo bloqueio, assim como o motivo (caso o médico queira essa informação registrada). Incluir o motivo nesse procedimento é importante porque permite a equipe acompanhar mais de perto o andamento da agenda, sabendo com mais informações o que está acontecendo com a sua dinâmica.

Datas especiais

A agenda médica deve também oferecer campo para que fiquem marcadas para o médico datas relevantes como: aniversário de familiares, aniversário de colaboradores e de outros médicos da equipe, datas comemorativas especiais (Dia da Secretária, Dia Internacional da Mulher etc.), vencimento de seguros e outros. Esse recurso, com certeza, facilitaria a vida do médico, auxiliando o profissional em seus relacionamentos sociais, assim como na solução de problemas práticos no dia a dia.

Estatísticas, gráficos e tabelas

O programa deve permitir as mais diferentes análises de dados da agenda e o cruzamento de informações que permitam a identificação precisa dos atendimentos realizados, no que se refere a aspectos ligados ao agendamento.

- Forma de remuneração (convênios ou particulares);

- Profissão dos pacientes;

- Idade;

- Cidades (ou bairros) de origem;

- Tempo de espera pelo atendimento;

- Indicação;

- "No show";

- Transferências e cancelamentos;

- Desempenho de telefonistas e responsáveis pelo agendamento.

Multiagenda

No caso de sistemas que permitem a visualização de mais de uma agenda simultaneamente, é um recurso interessante, uma vez que é possível a visualização de um maior número de informações que, em alguns momentos, são necessárias para a organização do trabalho.

Mecanismos de busca

A agenda deve conter ferramentas que permitam que o cliente cadastrado em qualquer uma das agendas do serviço de saúde, tanto no dia corrente como no passado ou futuro, possa ser rapidamente localizado através de mecanismo de busca.

Horários de agendamento

Em relação à divisão dos horários, a agenda deve permitir que o médico programe as disponibilidades de agendamento de acordo com a especialidade e as características de seu serviço e saúde. A maioria dos programas só permite que, em uma mesma agenda, os horários tenham o mesmo tempo, como, por exemplo, a cada 30 minutos. Todos os horários daquela agenda teriam, então, esse mesmo tempo.

Nos Estados Unidos, alguns serviços de saúde adotam o método de "agendamento flexível". Assim, os horários na agenda podem ter variação de tempo de acordo com informações previamente obtidas no momento do agendamento. Essa técnica funciona nesses serviços de saúde em função da formação das assistentes que, em alguns casos, dependendo da função a ser exercida, tem duração de alguns anos.

Acesso remoto

Podemos definir acesso remoto como a possibilidade de acessar determinados dados que estão em um computador através de um outro computador ou aparelho, que pode estar a qualquer distância do armazenamento da informação. Com isso, é possível ganhar tempo, agilidade e facilidade na acessibilidade de dados atualizados.

O acesso remoto à agenda médica é um requisito muito importante, uma vez que permite aos profissionais médicos o acesso a sua agenda onde quer que ele esteja, via *smartphone, tablet* ou computador. Para programas que informatizam a agenda de serviços de saúde, oferecer essa possibilidade, com segurança na transmissão dos dados, significa ampliar e agilizar a comunicabilidade da agenda, através da facilitação do acesso aos seus dados.

É interessante citar como exemplo de acessibilidade o *Google Agenda*, uma ferramenta gratuita oferecida pelo Google. Ela pode ser acessada remotamente, ser sincronizada com o Outlook, ser acessada através de celular e de iPad, além de ser possível compartilhar com outras pessoas. O acesso é feito através da internet, pelo endereço <www.google.com/calendar>.

Essa ferramenta também permite que seja programado em data e horário específicos o envio de SMS via celular. Dessa forma, a secretária que cuida da agenda poderá se programar previamente para o envio dessas mensagens com informações e lembretes importantes.

Na agenda médica, a possibilidade de envio de mensagens para celulares através do programa da agenda permite ao médico e a sua equipe ter ao seu alcance uma ferramenta que melhora a comunicação, reduz as ocorrências de esquecimento de compromissos e proporciona mais segurança e tranquilidade ao médico e a sua equipe.

Outros recursos

A agenda deveria identificar na tela, com evidência os clientes que não puderam ser confirmados e que, portanto, têm uma chance maior de não comparecimento. Cada usuário deve ter uma permissão específica para determinadas áreas e não ter para outras, dependendo da função dentro da clínica. O sistema deveria ter o recurso de enviar mensagem de texto para o celular dos clientes ou para o e-mail.

Encontrar um programa que atenda as necessidades da clínica e as expectativas do médico não é uma tarefa fácil. Muitas vezes, não é possível encontrar um programa que congregue todas as áreas e ferramentas desejadas. Mesmo porque os programas que gerenciam a agenda, em geral, também estão integrados com outras ferramentas necessárias na clínica, como o prontuário médico.

Assim, antes de escolher um programa, é muito importante avaliar com profundidade a funcionalidade de suas diversas ferramentas, para que se possa, ao final, escolher aquele que melhor atenda as suas expectativas. No caso do gerenciamento da agenda, um bom programa é fundamental para que o trabalho de agendamento possa ser realizado de forma produtiva, eficiente e de alta qualidade.

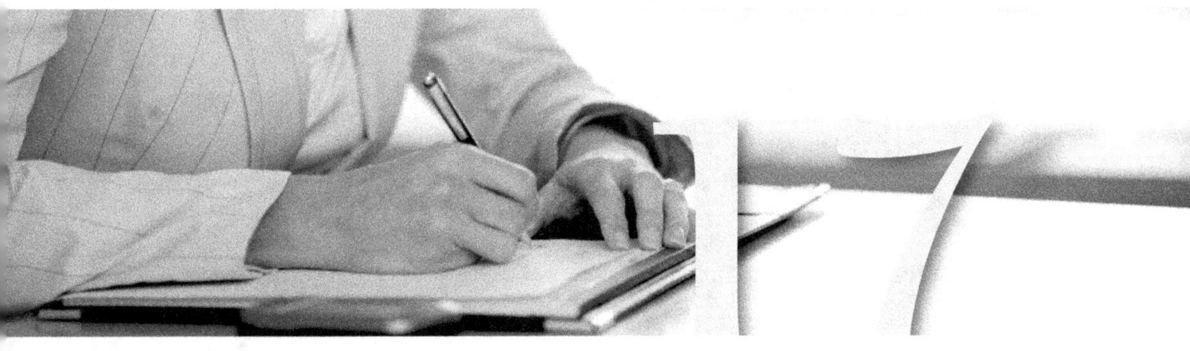

Normatização do agendamento: estabelecendo protocolos

Embora a palavra normatização seja relativamente nova em nosso vocabulário, ela é empregada nos meios administrativos com frequência e acabou se tornando usual para designar uma estratégia que busca organizar e elevar o nível de qualidade na prestação de serviços, já que normatizar significa estabelecer bases comuns para um trabalho.

Normatização frequentemente é erroneamente associada ao engessamento do atendimento, o que não é real. É importante lembrar que a normatização é um processo com flexibilidade, ou seja, normatizar jamais pode ser sinônimo de robotizar. Na realidade, o *script* dá uma direção básica e clara para o trabalho do colaborador, que associado as suas habilidades, criatividade e preparo de uma forma geral, determina firmemente o nível de qualidade do trabalho de agendamento do serviço de saúde.

Essa estratégia deve estar presente nos passos de todos os agendamentos realizados, para que se possa estabelecer com clareza as etapas que o trabalho da equipe deve percorrer. Esse procedimento é de elevada importância para que os processos ocorram de forma organizada, eficiente e sem flutuações significativas na qualidade dos serviços prestados por toda a equipe. Não podemos ter altos e baixos excessivos no atendimento.

Dessa forma, dentro do possível para esse trabalho, passa a ocorrer a chamada "normalização" do desenvolvimento das ações e resultados relacionadas ao agendamento na clínica, através das atividades que estabelecem procedimentos comuns com utilização repetitiva, objetivando à obtenção de elevado nível de ordem em todo o processo.

A engrenagem da normatização

Na realidade, mesmo que de maneira muitas vezes inconsciente ou ainda precária, as clínicas utilizam normas em seu dia a dia. É impossível a prestação de serviços em elevado nível de qualidade em todas as suas etapas se cada membro da equipe executar o seu trabalho de acordo exclusivamente com sua própria orientação. Haveria, com certeza, altos e baixos constantes e indesejados nos processos de trabalho.

Para se estabelecer essas normas de produção de trabalho, é fundamental que o gestor da clínica analise cautelosamente as necessidades e as expectativas dos clientes, as possibilidades que a estrutura da clínica permite dentro do trabalho, assim como o preparo da equipe para pôr em prática as estratégias planejadas. Não adianta o gestor desejar um serviço de agendamento altamente profissional e organizado se não possuir a equipe adequadamente preparada para isso, espaço físico e outros instrumentos necessários para que o trabalho possa se desenvolver no padrão desejado.

É importante salientar que o médico é a peça-chave e determinante de todo esse processo, uma vez que o trabalho de agendamento deve centrar-se na figura do médico, no seu papel enquanto profissional da área da Saúde e objetivar primariamente a saúde do cliente, sendo sempre pautado por um trabalho ético e cauteloso, com limites muito bem estabelecidos para toda a equipe.

Motivação da equipe

Motivação pode ser resumidamente definida como um estado mental e emocional que nos impulsiona a agirmos para alcançarmos os nossos objetivos de vida. É um motivo para ação. A motivação da equipe para adotar os procedimentos propostos é fundamental para que as estratégias planejadas realmente funcionem.

Todos os membros da equipe devem ser adequadamente preparados para entender claramente a importância de a equipe trabalhar sintonizada, adotando em sua rotina o cumprimento das normas estabelecidas. É preciso ter um forte espírito de grupo e cada membro da equipe envolvida nesse trabalho deve saber com segurança como conduzir todos os processos que envolvem o agendamento.

Os detalhes que compõem o agendamento

A normatização do trabalho de agendamento pode ser analisada sob um ponto de vista macro (as etapas do trabalho de agendamento) ou micro (organização durante o processo). Cada uma dessas etapas deve ocorrer de modo adequado e preparado, para que a clínica tenha uma estrutura de trabalho com eles fortemente unidos, proporcionando mais chances de sucesso nessa área. É preciso salientar a importância do telefone nesse contexto, uma vez que a maioria absoluta de clientes potenciais liga para clínica em busca de informações e possibilidades de agendamento.

As etapas do trabalho compreendem todo o processo, de forma ampla, incluindo-se toda a organização interna para que o cliente receba o serviço de forma altamente satisfatória e eficaz. A organização minuciosa dos materiais e do local de trabalho para o agendamento é muito importante para auxiliar na eficácia desse trabalho. Sem uma organização criteriosa para a sua realização, existe uma forte probabilidade de comprometimento negativo dos resultados. Assim, o cliente que recebe o serviço percebe com frequência a organização desse trabalho, tal qual o seu oposto, uma vez que este fica extremamente visível.

Sequenciamento de ações

Com base em todas essas condições apresentadas, é possível normatizar o processo de agendamento, estabelecendo-se um ciclo de trabalho que obedeça a um sequenciamento previamente estabelecido, onde as etapas são executadas conforme a obtenção dos resultados na etapa anterior.

Protocolo para agendamento de consultas

A seguir, um modelo resumido de atendimento telefônico envolvendo o agendamento:

> **AT: Atendente**
>
> **CL: Cliente**

AT: Clínica médica, bom dia. Ana.

CL: Ana, eu gostaria de marcar uma consulta.

AT: Com quem estou falando, por favor?

CL: Valéria.

AT: Valéria, a consulta é com qual médico?

CL: É com o Dr. João.

AT: A senhora já foi atendida anteriormente pelo Dr. João?

(Se a paciente disser que sim, identificar o nome completo e acessar a ficha)

AT: Qual é o seu nome completo, por favor?

(Se não for cliente, continuar o atendimento)

AT: É alguma urgência ou uma consulta de rotina?

CL: É uma consulta de rotina.

AT: A senhora tem preferência por algum dia da semana?

CL: Eu só posso na sexta-feira.

AT: A senhora tem preferência por algum período, de manhã ou à tarde?

CL: Só posso na sexta à tarde.

(Estas perguntas visam a evitar expor demais a agenda do médico e agilizar o agendamento, uma vez que a atendente pode oferecer um determinado dia da semana e a cliente dizer que só pode em outro dia da semana. Dessa forma, dentro das possibilidades da agenda, oferece-se diretamente um horário que esteja mais adequado à disponibilidade da cliente e da clínica. É frequente o cliente lembrar de sua disponibilidade de horário somente após a atendente oferecer um determinado horário em que ele não poderia comparecer)

AT: Tenho disponibilidade para 16 de março. É uma sexta-feira, às 16 horas.

(Observe a assertividade do horário de agendamento oferecido)

CL: Este horário está ótimo pra mim.

AT: Senhora Valéria, o seu telefone que consta no cadastro é o 3333-3333. Continua o mesmo?

CL: Não. Agora é o 5555-5555.

AT: A senhora tem mais algum telefone de contato?

CL: Tenho o celular: 7777-7777.

AT: Senhora Valéria, então está agendada uma consulta para a senhora com o Dr. João na sexta-feira, 16 de março, às 16 horas. Este agendamento está bom para a senhora?

CL: Sim, está ótimo.

AT: O nosso endereço continua na Rua Silveira, 55.

(Caso seja um cliente de primeira consulta, informar o endereço assim)

AT: A senhora gostaria de anotar o nosso endereço?

CL: Sim, por favor.

AT: O nosso endereço é Rua Silveira, 55, próximo ao (...)

(Dar alguma referência quando à localização da clínica)

AT: Estaremos aguardando a senhora em 16 de março. Agradeço a sua ligação e tenha um bom dia.

(Caso a agenda do médico não tenha disponibilidade para o dia e/ou para o período desejado e a clínica possuir uma lista de clientes em espera – *stand by*, a atendente pode dizer o seguinte)

AT: Como não tenho disponível horário para agendamento em uma sexta-feira à tarde apenas para datas a partir do mês de agosto, posso anotar seu nome em uma lista. Confirmaremos as consultas agendadas e, havendo transferência em alguma sexta à tarde em uma data mais próxima, entraremos em contato para realizar o agendamento. Posso pôr o seu nome na lista?

(Em caso afirmativo, preencher todos os campos da planilha. Caso o paciente não queira pôr o nome na lista e indicar que desligará o telefone, diga)

AT: Agradeço sua ligação e continuamos a sua disposição. Muito obrigada e tenha um bom dia.

(Caso o cliente esteja com dor ou outro sintoma importante entre as características de cada especialidade e se não for possível o agendamento imediato com o médico escolhido ou com outro da equipe, orientar o cliente a buscar atendimento imediato com outro profissional ou serviço de atendimento emergencial).

Com certeza, a organização normatizada do trabalho da equipe que realiza os agendamentos não é o único elemento determinante que auxiliará o médico a alcançar o sucesso, mas é uma parcela que pode dar grande contribuição na jornada de cada profissional em busca de espaço em um mercado altamente competitivo como é o da área médica atualmente.

Conhecendo o verbo

Dicionário Web

- Normalizar (nor-ma-li-zar): *vt* – tornar normal; *vpr* – tornar-se normal.

- Normatizar (nor-ma-ti-zar): (norma + izar) *vtd* – estabelecer normas para. (*cf*) Normalizar.

Aurélio

- Normalizar (normal + izar): *vtd* – 1. Tornar normal; fazer voltar à normalidade; regularizar; 2. Submeter a norma ou normas; padronizar; *int* – 3. Retornar à ordem. 4. Voltar ao estado normal. (*cf*) Normatização.

- Normatizar (do lat. *normatus*, p.p. *normare* + sufixo *izar*): *vtd* – estabelecer normas para; submeter a normas. (*cf*) Normalizar.

Michaelis

- Normalizar (normal + izar): *vtd* – 1. Tornar normal, regularizar; 2. Reentrar na ordem, voltar à normalidade.

- Normatizar (norma + izar): estabelecer normas para. (*cf*) Normalizar.

F. Borba

- Normalizar: 1. tornar normal; regularizar; 2. reentrar na normalidade.

- Normatizar: estabelecer normas para.

❧❧ Reflexão médica ❧❧

Após mais de 25 depois do término do curso de Medicina, muitas vezes, ao refletir sobre tantos acontecimentos nesse percurso, é fácil perceber a importância que a área de gestão tem sobre a carreira profissional dos médicos.

Para exercer a atividade médica, é necessário um esforço muito grande. Mesmo antes da conclusão do curso de Medicina e da residência médica, são necessárias muitas horas de dedicação ao estudo, aos plantões e ao intenso esforço pessoal para uma formação primorosa.

Durante toda a carreira profissional, o médico precisa investir continuadamente no conhecimento científico, no espaço físico de sua clínica, em tecnologia, em equipe de colaboradores e no gerenciamento de todos esses processos que, juntos, fazem com que a carreira médica possa se movimentar ao longo do tempo, tomando rumos e direções.

Estabelecer-se com sucesso em um mercado médico complexo e competitivo não é uma tarefa fácil. Enormes desafios esperam pelos novos profissionais que chegam e já são uma constante para aqueles que estão no mercado Os altos custos operacionais dos consultórios, o baixo fluxo de pacientes no início da carreira, o preparo da equipe, as regras impostas e os valores pagos por operadoras de saúde. Enfim, uma carreira com enormes desafios a serem vencidos.

Entre os fatores que atuam sobre os destinos da carreira médica e suas possibilidades de sucesso, a agenda médica é, certamente, um instrumento que precisa ser gerenciado de forma profissional, ética e humanizada. É através da agenda que se torna possível a profissionais médicos o estabelecimento no mercado, promovendo um atendimento médico de qualidade desde o contato inicial dos pacientes.

Através de uma agenda médica programada, organizada e, sempre que possível, informatizada, podemos alcançar mais produtividade, mais qualidade e mais eficiência no atendimento, propiciando fluxo de pacientes adequado ao tempo que cada médico dedica a esses atendimentos, potencializando o seu tempo profissional. Outro aspecto importante que devemos salientar é que, com a organização da agenda, podemos ter mais qualidade de vida, mais tempo para o lazer e para a convivência familiar.

Pessoalmente, pude ver e comprovar na prática a eficiência e os efeitos benéficos dessa incrível ferramenta para minha vida profissional. O gerenciamento da agenda realizado pela Márcia, que é minha esposa e administradora da clínica, com certeza tem sido muito importante para a minha carreira profissional. Espero que as ideias que foram aqui compartilhadas possam ajudar a outros colegas médicos a organizarem essa área em seus serviços de saúde.

Francisco Eugênio Campiolo
Oftalmologista

⎙ Bibliografia ⎙

BAGNO M. Preconceito linguístico: o que é, como se faz. São Paulo: Loyola, 1999.

BARROSO MJ. O idoso e a construção do envelhecimento saudável. Fortaleza: Associação das Primeiras-Damas dos Municípios do Estado do Ceará e Associação Cearense Pró-Idosos (Acepi), 2002.

BORBA FS. Dicionário de usos do Português do Brasil. São Paulo: Ática, 2002.

BRETZKE M. Marketing de relacionamento e competição em tempo real. São Paulo: Atlas, 2000.

BRUM AM. Face a face com o endomarketing: o papel estratégico das lideranças no processo das informações. Porto Alegre: L&PM, 2005.

CAMPIOLO M. Gestão do consultório médico: desenvolvendo e administrando sistemas com elevada qualidade no atendimento ao cliente. 2ª edição. Rio de Janeiro: Cultura Médica e Guanabara Koogan, 2010.

CERQUEIRA W. Endomarketing: educação e cultura para a qualidade. Rio de Janeiro: Qualitymark, 2005.

CHIAVENATO I. Administração de Recursos Humanos. 7ª edição. São Paulo: Manole, 2008.

CLEGG B & BIRCH P. Trabalho em equipe: motive e energize sua equipe já. Rio de Janeiro: Qualitymark, 2002.

FERREIRA ABH. Novo dicionário da Língua Portuguesa. 3ª edição. Rio de Janeiro: Nova Fronteira, 1999.

GODRI D. Conquistar e manter clientes. 66ª edição. Blumenau (SC): Eko, 1998.

HERSEY P; BLANCHARD; KENNETHK H. Organizational behavior: management leadership. 6ª edição. Englewood Cliffs: Prentice Hall,1993.

HOUAISS A & VILLAR MS. Dicionário Houaiss da Língua Portuguesa. Rio de Janeiro: Objetiva, 2001.

ITALMAR M & VERGARA SC. Marketing em organizações de Saúde. FGV, 2010.

MICHAELIS. Moderno dicionário da Língua Portuguesa. São Paulo: Melhoramentos, 1998.

ONU. Secretaria Especial dos Direitos Humanos. Plano de ação internacional sobre o envelhecimento: 2002. Brasília, 2003.

PINTO J. John Pinto's little green book of Ophthalmology: strategies, tips and pearls to help you manage a practice of distinction. American Society of Ophthalmic Administrators, 2005.

PINTO J. The efficient ophthalmologist. American Society of Ophthalmic Administrators, 2007.

SANTOS NL; NEVES SP; RIBEIRO CAR. O papel das chefias intermédias nas organizações: cenários e desafios. Caderno temático publicado no âmbito do Programa Nacional de Qualificação de Chefias Intermédias (Pronaci). Editora Associação Empresarial de Portugal, 2003.

SOLOMON MR. O comportamento do consumidor. 5ª edição. São Paulo: Artmed/Bookman, 2002.

TAJRA SF. Gestão estratégica na saúde: reflexões para uma administração voltada para a excelência. São Paulo: Iátria, 2006.

TEIXEIRA JM et al. Planejamento estratégico e operacional em saúde. In: GONÇALVES LE. Gestão hospitalar: administrando o hospital moderno. São Paulo: Saraiva, 2006.

Sites consultados

American Society of Medical Administrators: www.aameda.mediwire.com

Bireme: http://bases.bireme.br

Dicionário Web: www.dicionarioweb.com.br

Ethics Officer Association: www.eoa.org

Jornal *Folha de S. Paulo*: www.folhaonline.com.br

Jornal *O Estado de São Paulo*: www.estadao.com.br

Nextech EMR & PM: www.nextech.com

The British Society of Medical Secretaries and Administrators: www.bsmsa.org.uk

The Royal Australasian College of Medical Administrators: www.racma.edu.au

Leia também da Editora DOC

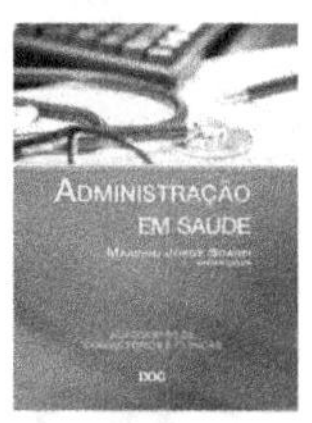

ADMINISTRAÇÃO EM SAÚDE
Marinho Jorge Scarpi (Org.)

Organizado por Marinho Jorge Scarpi, este livro é um guia completo para gestão em saúde, tanto de pequenos consultórios quanto em clínicas de maior porte.

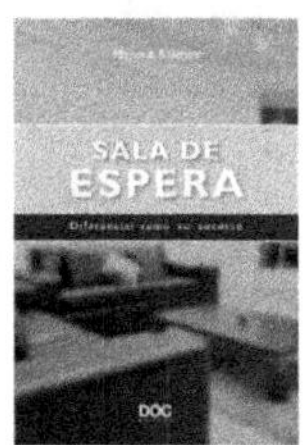

SALA DE ESPERA
Ildo Meyer e Antonio Carlos Reichelt

Escrito por Ildo Meyer e Antonio Carlos Reichelt, este livro mostra ao médico que o momento da sala de espera, quando o paciente aguarda pela sua consulta, pode ser utilizado para agregar valor ao serviço. O autor mostra como é possível transformar este momento em boas oportunidades.

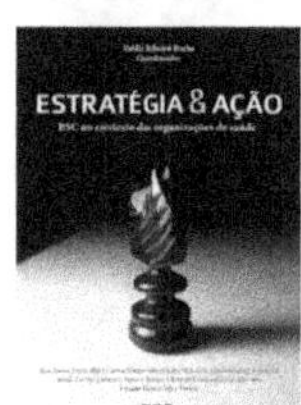

ESTRATÉGIA E AÇÃO: BSC NO CONTEXTO DAS ORGANIZAÇÕES DE SAÚDE
Valdir Ribeiro Borba

Neste livro, Valdir Borba reúne um grupo de pesquisadores e administradores para apresentar a ferramenta BSC para as organizações de saúde.

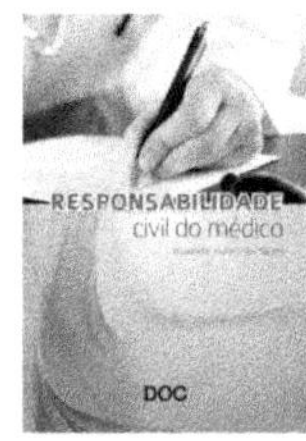

RESPONSABILIDADE CIVIL DO MÉDICO
Alexandre Martins dos Santos

Este livro apresenta um conteúdo completo sobre a responsabilidade civil do médico. O autor não apenas explica a teoria, como apresenta a legislação vigente, a jurisprudência em diversos casos, além de comentar e analisar situações.

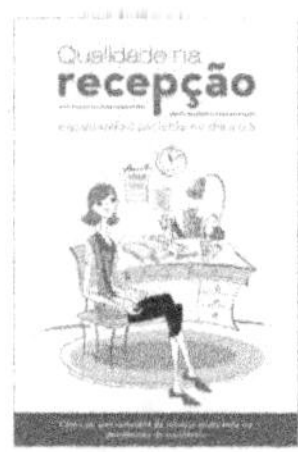

QUALIDADE NA RECEPÇÃO
Ana Paula C. Ferreira

Este traz uma abordagem objetiva e prática para que recepcionistas e secretárias de consultórios e clínicas possam desenvolver suas carreiras e ao mesmo tempo colaborar para o atendimento médico de excelência.

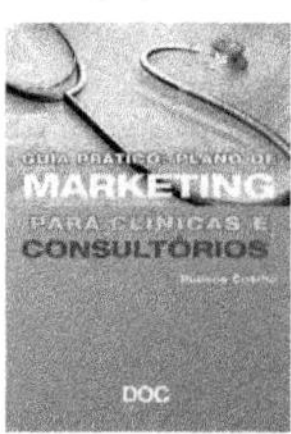

GUIA PRÁTICO: PLANO DE MARKETING PARA CLÍNICAS E CONSULTÓRIOS
Rubens Coelho

Este livro é verdadeiramente um guia prático, que apresentará brevemente os principais itens para o planejamento de negócios em saúde.

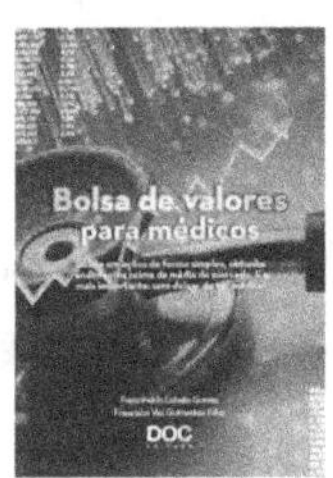

BOLSA DE VALORES PARA MÉDICOS
Francinaldo Gomes e Francisco Vaz

O investimento na Bolsa de Valores ainda é considerado por muitos como tarefa de especialistas. Este livro, escrito por médicos, desvenda o investimento em ações.

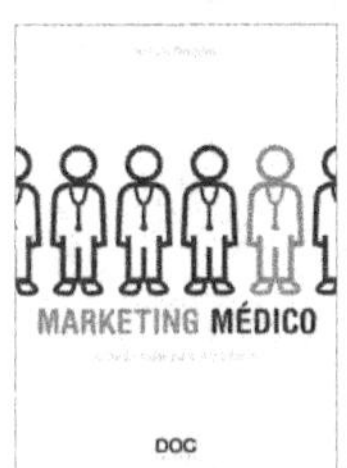

MARKETING MÉDICO - CRIANDO VALOR PARA O PACIENTE
Renato Gregório

O livro Marketing médico - criando valor para o paciente apresenta ao médico as principais ferramentas e conceitos do marketing, sempre aplicando-os de maneira prática e objetiva ao cotidiano de consultórios e clínicas.

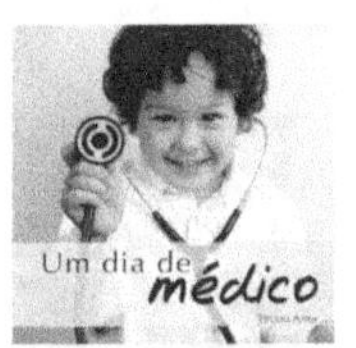

UM DIA DE MÉDICO
Bruno Aires

Este livro sintetiza em poucas palavras e imagens belíssimas a carreira do médico, seus desejos, sua missão e os obstáculos que este profissional enfrenta no seu dia a dia.

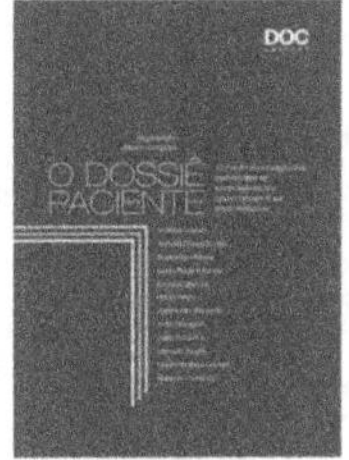

O DOSSIÊ PACIENTE - 12 Médicos consagrados desvendam as expectativas dos pacientes em suas especialidades
Renato Gregório (Organizador)

Este livro reúne 12 especialistas médicos abordando a importância da relação do profissional da saúde com o seu paciente.

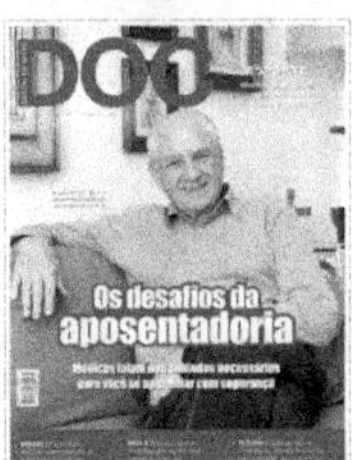

REVISTA DOC
Gestão em saúde

Esta é a única publicação nacional com foco em gestão, carreira e negócios para médicos. A publicação bimestral da Editora DOC traz assuntos como marketing, finanças, recursos humanos, carreira, relação médico-paciente, entre outros.

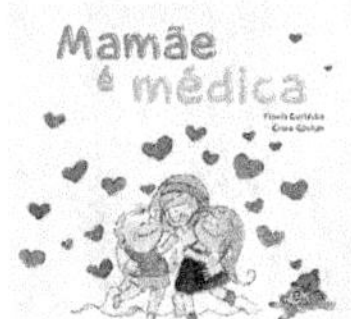

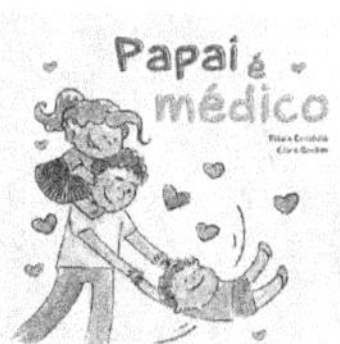

PAPAI É MÉDICO & MAMÃE É MÉDICA
Flávia Custódio e Clara Gavilan

Estes são livros essenciais a todas as crianças que convivem com pai e mãe médicos e fazem desta relação uma prova de carinho, amor e respeito.